HOMO DETRITUS

Baptiste Monsaingeon

HOMO DETRITUS

Critique de la société du déchet

Éditions du Seuil
25, bd Romain-Rolland, Paris XIVe

ISBN 978-2-02-135260-3

www.seuil.com

AVANT-PROPOS

En octobre 2009, j'embarquai avec trois amis sur un voilier en bois de dix mètres de long, pour partir à la recherche d'un « nouveau continent de déchets ». Cette expédition de neuf mois autour de l'Atlantique Nord allait me servir de terrain d'enquête idéal pour ma thèse[1] ! J'espérais collecter, à l'occasion des escales, de la matière pour comprendre pourquoi et comment les déchets étaient devenus un tel problème planétaire ; j'espérais même trouver, ici et là, des solutions *locales* à ce grand désordre *global*.

Montant avec enthousiasme à bord de ce voilier, je n'étais ni marin, ni sociologue, ni militant, ni d'ailleurs spécialiste en quoi que ce soit. Naïf, en revanche, je l'étais certainement. Mettre les voiles ! Larguer les amarres ! Prendre le large ! Goûter un peu de cette liberté qu'il m'était promis de vivre loin du tumulte de la ville et de mon quotidien parisien. Loin de la civilisation, mais proche de la nature, en osmose avec les éléments, poussé par le vent, glissant sur les vagues… Ignorant tout de la navigation hauturière comme de la vie académique, jeune doctorant à peine sorti de l'œuf, plein de bonnes intentions et de concepts prêts-à-penser, j'espérais faire de ce terrain à la voile un voyage vers l'ailleurs, vers le tout autre.

Mais il a vite fallu que je me rende à l'évidence : l'ailleurs n'a de cesse de fuir au-devant de l'endroit où l'on se trouve. Les quelques mètres carrés de mon nouveau foyer flottant m'ont d'abord permis de réaliser que ma quête de liberté serait toujours contrariée : le voilier est un espace carcéral tant il impose à ceux qui y vivent une existence sociale ininterrompue, sans reste. Sur un bateau, il n'y a pas d'extérieur pour ceux qui y vivent, pas de dehors, que du dedans. De même, cette « Nature », que j'espérais accueillante et enveloppante, m'a fait comprendre, rapidement elle aussi, qu'elle n'avait cure de mes fantasmes romantiques de jeune citadin. Les premiers jours de navigation n'ont été que tempête et hurlements : insultant les vagues, le ciel et le vent, j'ai bien compris que Gaïa se foutait pas mal que je sois mort ou vivant. Pire encore, même au plus loin des côtes, même lorsque les éléments étaient favorables, impossible de s'arracher de cette civilisation que je croyais laisser derrière moi. Ordinateurs, GPS, systèmes d'identification des autres navires, balises de détresse, toutes ces technologies embarquées ne cessent à bord d'émettre des alertes sonores et lumineuses qui tendent à rappeler à chaque instant aux navigateurs du XXIe siècle que leur survie dépend désormais de la bonne marche du monde moderne : des pelleteuses qui arrachent des entrailles de la terre ces matériaux, rares et précieux, aux satellites qui orbitent au-dessus de nos têtes.

Mais c'est certainement la confrontation ininterrompue à cela même que j'étais parti chercher qui m'a définitivement ramené à la pesanteur terrestre. Au cours des escales, je les ai retrouvés constellant les plages sous le vent de ces îles où des *boat-boys* déversent les sacs-poubelle confiés par des plaisanciers soucieux de ne pas polluer ; ou tels des montagnes gigantesques, au cœur de la décharge à ciel ouvert de M'Beubeuss à Dakar ou de celle de Mindelo, au Cap-Vert. Au milieu de l'océan, il ne s'est pas passé pas un seul jour sans son lot de débris flottants le long de l'étrave. Le plus souvent, en mer, nous avons collecté des particules plastiques de quelques millimètres de diamètre en cours de fragmentation, blanchies par leurs séjours prolongés dans l'eau salée. Au milieu de la mer des Sargasses, enfin, à plus de 1 500 kilomètres de toute côte, les longs filaments d'algues dérivant au gré des courants emprisonnaient d'innombrables pains de polystyrène, sacs, flacons, bouchons, bidons, couverts, bouteilles, parfois intacts, parfois brisés, parfois recouverts de petits coquillages. Pas de continent, non, mais plutôt un océan de plastique.

À l'occasion des escales, de Lisbonne à La Havane, de Dakar aux Bermudes, j'ai pu discuter avec de nombreux responsables locaux à qui je racontais ces improbables rencontres. Loin de ces solutions inventives et locales que j'espérais dénicher, tous n'ont eu qu'un seul mot d'ordre : « Il faut mo-der-ni-ser la gestion de nos déchets ! Il faut réduire, réutiliser, recycler ! » Dans les Nords, la plupart du temps, là où les systèmes techniques industriels de collecte, de tri et de valorisation de la matière semblaient fonctionnels, il s'agissait toujours d'en appeler à une forme d'optimisation des dispositifs existants. Dans les Suds, il s'agissait toujours de trouver les moyens économiques de les développer. J'ai finalement retrouvé, aux quatre coins du monde, les traces d'une conception univoque d'un « problème des déchets » : ils sont cela même contre quoi il faut lutter, ils sont cela même qu'il faut maîtriser, il faut, en somme, les faire disparaître.

Naviguant vers l'inconnu du grand large, parti en quête d'un ailleurs, j'ai fini par ne trouver que l'horizon familier et inquiétant du même.

À défaut d'être le récit de cette expédition transatlantique qui m'a ramené sans cesse à ma condition de terrien, ce livre y a toutefois pris ses racines, son élan. Faute d'être devenu cet aventurier des temps modernes, bravant sans faillir les éléments déchaînés, découvreur héroïque d'un nouveau « continent » fait de restes de supermarchés, ces milliers d'heures passées à déambuler au milieu de ces fragments épars m'ont invité, je crois, à changer de regard sur ce que j'étais précisément parti chercher. J'ai ainsi collecté, durant les cinq années qui ont suivi ce périple, des données en tous genres, réalisé de nombreux entretiens, d'incessantes observations, lu des centaines d'articles scientifiques et de livres de tous horizons disciplinaires. Et je ne prétends pas y avoir trouvé toutes les réponses aux questions que ces années d'enquête n'ont cessé de soulever.

Avec ce livre, je n'entends pas dévoiler une quelconque « vérité » du déchet, je n'entends pas donner de leçons, je n'entends pas, non plus, apporter des « solutions » aux « problèmes » que semblent poser les déchets aux sociétés contemporaines. Ce texte est un essai, une tentative nécessairement parcellaire qui cherche peut-être simplement à comprendre comment se mettre à l'écoute de *ce qui reste.*

*

*   *

Si l'écriture d'un livre peut ressembler par moments à l'expérience d'une navigation en solitaire, celui-ci est le fruit de rencontres décisives que je souhaite saluer. Il me faut remercier, d'abord, toutes celles et ceux qui m'ont accordé un temps de discussion autour de leurs déchets et de ceux des autres, et qui m'ont fourni la matière première de cette enquête. Merci à Sophie Poirot-Delpech sans qui la thèse qui a nourri ce livre n'aurait pu exister, à Alain Gras, Bernadette Bensaude-Vincent, Sébastien Broca, Marc Berdet, Raphaël Koster, Jeanne Guien et aux membres du Cetcopra qui m'ont accompagné, formé, inspiré et soutenu tout au long de mon parcours académique. Merci à Laurent Camus pour son amitié précieuse, à Gay Hawkins, Elisabeth Anstett, Nathalie

Orthar, Delphine Corteel, Octave Debary, Bénédicte Florin, Agnès Jean-Jean, Émilie Guitard, Violetta Ramirez et à toutes celles et ceux que j'oublie ici et avec lesquels je continue d'apprendre à penser les déchets. Merci à Stéphane Le Lay de m'avoir gentiment prêté l'expression qui sert de titre à ce livre. Merci à Christophe Bonneuil d'avoir accepté de le publier et de l'avoir enrichi par ses remarques éclairantes, à Dominique Pestre et aux membres du Centre Alexandre-Koyré pour leurs encouragements et leur accueil bienveillant. Merci à l'Ademe et à l'Ifris de m'avoir soutenu financièrement au cours des différentes étapes de ce travail.

Merci à Yann, Julien et Pierre pour cette année inoubliable, passée à naviguer sur les océans de plastique, aux membres de Worgamic de m'avoir initié aux rudiments du compostage urbain, à l'équipe du CNIID qui, il y a quelque temps déjà, m'avait encouragé à poursuivre mes recherches.

Merci à mes familles, nombreuses, et à mes ami(e)s, que je ne pourrai nommer ici sans oublier les uns et contrarier les autres. À Gabrielle et à Luce, enfin, qui illuminent mon quotidien.

INTRODUCTION

Comment en est-on arrivé là ? Changement climatique, pollutions en tous genres, acidification des océans, appauvrissement des sols : tous les signaux convergent. Nous sommes entrés dans une nouvelle époque faite d'incertitudes de tous ordres, un temps des catastrophes invitant à interroger la possibilité même d'une expansion de la vie sur Terre. Mais cette époque présente et à venir reste structurée autour d'une conviction : nous, humains, sommes responsables de ces grands bouleversements. Désormais, nous pouvons nous laisser comparer au Soleil, aux courants océaniques, à la tectonique des plaques, voire à des dieux : « nous » sommes devenus force tellurique.

L'Anthropocène est un *Poubellocène*

Après des années de débats d'experts, un consensus est en passe d'être trouvé au sein du groupe dédié de la

Commission internationale de stratigraphie de l'Union internationale des sciences géologiques : nous sommes désormais, presque officiellement, des habitants de l'Anthropocène[2]. Habitués à penser le temps (très) long, les géologues ont préféré réfléchir à deux fois avant d'établir de nouveaux repères. Pour parvenir à prouver l'existence de l'Anthropocène, il fallait établir une preuve géologique irréfutable du passage dans cette nouvelle époque, il fallait identifier des marqueurs stratigraphiques distincts de la période précédente – l'Holocène – qui ne pouvaient faire l'objet d'une quelconque controverse.

Or, malgré la complexité de l'entreprise en jeu, la nature de la preuve de ce changement d'époque s'avère d'une banalité déconcertante : ce sont nos déchets qui, éparpillés jusqu'aux confins du globe, sont devenus les marqueurs indubitables de cette période géologique où *Homo sapiens* s'est érigé en force géologique. Qu'ils soient solides, liquides ou gazeux, concentrés ou diffus, ces déchets laissent leurs traces dans l'eau, dans les sols, ou dans les bulles d'air que l'on retrouve dans les carottes glaciaires, ils sont devenus des signes indiscutables, des preuves tangibles de l'influence des activités humaines sur la composition de la couche supérieure de la planète.

C'est précisément autour de la nature de ces déchets que les débats portant sur la datation de cette nouvelle période font rage : est-ce que ce sont les concentrations importantes de CO_2 fixées dans le sol, rejetées à partir des révolutions industrielles qui marquent l'entrée dans l'Anthropocène ? S'agit-il plutôt des résidus radioactifs conséquents aux explosions nucléaires de la seconde moitié du XXe siècle ? Est-ce que de nouvelles formations minérales récemment découvertes, telles les *plastiglomérats*, agrégats de polymères de synthèse, peuvent constituer une signature géologique pertinente ?

Quoi qu'il advienne, une conviction : ce sont bien ces détritus, ces accumulations de restes des activités humaines qui viennent aujourd'hui constituer la preuve de ce changement d'époque. Dans les années 1960, Maurice Fontaine, un biologiste français spécialiste de l'étude des pollutions marines, avait proposé le terme de « molysmocène » pour nommer l'époque à venir : *molusma*, en grec, désigne la tache, la souillure. Apparemment moins anthropocentrique que l'expression popularisée par Paul Crutzen, Will Steffen ou Jacques Grinevald[3], celle-ci n'est pas neutre pour autant : la pollution serait-elle la marque caractéristique de la façon qu'ont les hommes d'être-au-monde ? Derek Ager, ancien président de la Bristish Geological Association, raconte comment, dans les années 1970, des géologues français avaient proposé, sur le mode de l'humour, une classification des couches stratigraphiques les plus récentes distinguant un Poubellien supérieur (avec des plastiques) d'un Poubellien inférieur (avant les plastiques)[4]. Si ce sont bien nos déchets qui fondent la preuve indubitable de l'entrée dans cette nouvelle époque, ne faudrait-il pas plus simplement parler de *Poubellocène* ?

À nouvelle époque, nouvelle espèce ?

L'Holocène a été l'époque de l'expansion sans fin d'*Homo sapiens* : après s'être installé sur l'ensemble des terres émergées du globe, après avoir navigué sur tous les océans, il a exploré la Lune et scrute désormais les confins du Système solaire. Pour parvenir à « dominer » la planète, *Sapiens* a su tirer parti des ressources terrestres et a progressivement marqué la Terre de son empreinte. Pour l'anthropologue André Leroi-Gourhan, c'est bien grâce aux traces des tas d'ordures datés de la fin du Paléolithique que l'on peut comprendre comment *Sapiens* a inventé l'idée de l'espace domestique, en se distinguant par son raffinement technique de l'homme de Néandertal, ce « rustre vivant entouré des carcasses de son gibier qu'il repoussait pour se ménager un espace pour vivre » :

> Le contraste avec les habitants des environs de 30 000 est très frappant. [...] Tout l'espace est soigneusement entretenu ; à l'extérieur se trouvent quelques amas de gros détritus et, déversées sur la pente, les « poubelles », petits amas de cendres mêlés de débris de silex et de menus fragments d'os. Le premier point dans l'évolution où apparaisse la figuration est donc celui où l'espace d'habitat est abstrait du chaos extérieur. Le rôle de l'homme comme organisateur de l'espace y apparaît dans un aménagement systématique[5].

Marqueurs archéologiques de l'invention du « chez soi », les déchets, ainsi repoussés à l'extérieur du foyer, tracent les frontières des premiers espaces de la sédentarisation humaine, et préfigurent à la fois l'aube du Néolithique et le futur géologique de la planète. Partout, au fil des âges, les agglomérations de résidus des activités humaines façonnent les paysages. Des *tells* du sud de la Syrie aux Kjoekkenmoedings sur lesquels ont été bâtis les moulins à vent des Pays-Bas, en passant par le Monte Testaccio de Rome, ou la butte du labyrinthe du Jardin des plantes et certains vallonnements des Grands Boulevards à Paris, ces monticules, parfois ces collines sont, initialement, de simples accumulations détritiques[6]. Les déchets constituent donc en premier lieu la trace d'une présence des hommes sur Terre, et ce, au moins, depuis les premiers temps de leur sédentarisation. Ils dessinent les contours des espaces de vie et marquent les paysages, parfois pour l'éternité.

Aujourd'hui, nos déchets sont partout : enfouis dans les entrailles de la terre, ou éparpillés à la surface des océans, dispersés dans l'atmosphère en milliards de particules invisibles ou errant en orbite dans l'exosphère, on les retrouve bien souvent là où on les attend le moins. À force de chercher à domestiquer son espace de vie en repoussant toujours plus loin ses détritus, c'est comme si *Sapiens* avait fini par transformer la planète en une poubelle gigantesque. À l'image du tigre, du lion ou du chien qui, pour s'approprier un territoire marquent les limites de leur niche en y pissant aux quatre coins, les hommes, en polluant, semblent, *de facto*, avoir achevé la conquête du globe. Or, si on admet, comme le suggère Michel Serres, que « polluer c'est s'approprier[7] », alors, « nous », hommes de l'Anthropocène, serions ainsi parvenus à nous rendre, pour de bon, « comme maîtres et possesseurs de la nature ». Réalisant quelque promesse de la modernité en devenant force tellurique, faudrait-il comprendre que *Sapiens* a finalement été supplanté par *Homo detritus*[8], son « successeur » naturel ? Quelle pourrait être la caractéristique distinctive de ces hypothétiques descendants de *Sapiens* ? *Detritus* aurait-il la mission d'effacer ces traces, de nettoyer tout au long de son existence les restes de son lointain aïeul ?

Il y a de quoi débattre, déjà, d'une telle proposition. D'une façon générale, il est largement discutable – et largement discuté – d'assimiler sans davantage de précisions une « humanité » indifférenciée, unifiée par le truchement de ses marqueurs géologiques, à la cause homogène de ce basculement dans l'Anthropocène[9]. C'est donc plutôt à travers sa comparaison avec l'*Homo œconomicus* que je propose de réfléchir à ce que pourrait être *Homo detritus*. Miroir en négatif de la rationalité humaine érigée en principe structurel de l'économie de marché, *Homo detritus* pourrait être devenu l'héritier du « consommateur idéal » imaginé par quelques économistes néoclassiques du XIXe siècle : un « jeteur idéal », en somme.

Une crise des déchets ?

Faute d'embrasser l'ensemble de l'histoire de l'humanité dans sa faculté à produire des restes, ce livre se concentre sur la période la plus récente, pendant laquelle semble avoir émergé un problème, une « crise du déchet ». Ce livre raconte la façon dont certains ont cru pouvoir « sauver la planète » en rationalisant la façon dont nous nous occupions de nos déchets.

En 1972, les membres du Club de Rome lancent une alerte sur les dangers liés à la croissance des économies capitalistes, et accusent directement la problématique de l'exploitation infinie des matières premières non renouvelables : une croissance économique et matérielle illimitée est impossible dans un monde aux ressources limitées[10]. Ce *credo* d'alors contribuera à rendre audibles de nombreuses voix critiques dénonçant les grands maux des sociétés contemporaines et permettra, pour certains, de participer à une « prise de conscience » globale des enjeux écologiques menaçant la vie terrestre. La question des déchets occupe une place de choix dans ce que beaucoup ont qualifié un temps de « tournant environnemental » des années 1970 : on y dénonce, déjà, ce monde poubelle, dans lequel les générations à venir semblent condamnées à vivre. Ces déchets toujours plus encombrants constituent les miroirs de la production ou leur revers : ils ont focalisé l'attention des critiques de la société de consommation, de la *sur*-consommation. La réédition du rapport Meadows, en 1992, insistera non seulement sur la question des limites tant en termes de ressources, mais également et surtout en termes d'espace disponible pour accueillir, en aval, les productions résiduelles liées aux activités humaines[11] : cette réédition, souvent oubliée, souligne déjà que les capacités de charge de la planète en matière de production de déchets et d'émissions de pollution en tous genres sont déjà largement dépassées. La poubelle est pleine, le monde étouffe sous nos déchets.

Depuis quarante ans au moins, il y a donc urgence à agir. Depuis quarante ans ou presque, il faut respecter la célèbre règle des 3R : « Réduire, Réutiliser, Recycler ». Il faut limiter les pertes, éviter le gaspillage des ressources. Il faut, également, trier ses déchets.

À l'heure où ce développement durable est dans tous les rapports officiels et dans la bouche de tous les chefs d'État et d'entreprises multinationales, nos poubelles n'ont pourtant jamais cessé de grossir : depuis quarante ans, la croissance économique reste intimement corrélée à une augmentation globale de la production détritique. En 2013, *Nature* publie une étude prospective sur la croissance mondiale de la production de déchets : le scénario le plus réaliste, dit du *business as usual*, prévoit que celle-ci aura triplé à l'horizon 2100, passant de 4 millions de tonnes par jour aujourd'hui à plus de 12 millions de tonnes d'ici cent ans[12].

Pourtant, dans les Nords et dans les Suds, au cœur des villes comme dans les campagnes, dans chaque foyer, on consacre davantage de temps et d'espace à leur « bonne gestion », et ce, au nom de la protection de l'environnement. Les pratiques domestiques raisonnées des déchets s'imposent même comme emblèmes d'une forme d'écologie au quotidien : en triant nos déchets, il est devenu possible de croire que nous contribuons à « protéger la planète » pour pouvoir continuer à y vivre, durablement. Aujourd'hui, ces promesses d'éternité trouvent un écho dans le slogan fédérateur « d'économie circulaire ». Pouvoirs publics, industriels, associations environnementalistes, tout le monde semble d'accord : le zéro-déchet est l'idéal vers lequel il est devenu impératif de tendre.

Ce livre cherche à interpeller le projet sous-jacent à cet effort pour éliminer *et* maîtriser nos déchets. Qu'aspirons-nous réellement à préserver lorsque, consciencieusement, nous nous appliquons à bien jeter ? Entre le très local geste de mise au rebut et l'enjeu planétaire invoqué, un gouffre intermédiaire est laissé dans l'ombre, invitant à analyser plus précisément ce lien communément admis entre gestion raisonnée des déchets et protection de l'environnement. Autrement dit, de quoi le *zéro-déchet* est-il le nom ? Une société sans restes, sans traces est-elle seulement désirable ?

En nous focalisant sur un « problème » des déchets, en développant des stratégies toujours plus complexes pour les éliminer – étymologiquement, les mettre au seuil –, n'avons-nous pas fini par oublier, voiler les processus qui les génèrent ? En faisant du déchet un problème autonome, détaché des problématiques liées à notre façon d'être-au-monde, de produire, de vivre, de développer nos activités, nous nous sommes peu à peu aveuglés et avons naturalisé les choix politiques, économiques, sociaux, à l'origine de la saturation des espaces terrestres par les restes de nos activités, de leur prolifération rendant certains endroits du monde littéralement inhabitables.

Si les déchets sont partout, s'ils constituent aujourd'hui des preuves irréfutables de l'impact des hommes sur l'équilibre des écosystèmes terrestres, ils demeurent le plus souvent invisibles à ceux qui les ont générés. C'est comme si les sociétés modernes les plus riches n'avaient eu de cesse de chercher à raffiner ce geste inaugural pour l'histoire de la sédentarisation humaine, consistant à évacuer les déchets à l'extérieur de la caverne. Aujourd'hui, nos déchets sont remisés dans des centres de stockage contrôlés, brûlés, disséminés par-delà nos frontières, parfois stockés pour l'éternité à plusieurs centaines de mètres sous terre… C'est comme si nous préférions rester aveugles à ces ombres incommodantes de la civilisation.

Ce livre entend contribuer à rendre davantage intelligibles ces processus enfouis au fond de la mémoire de nos vide-ordures.

Dis-moi ce que tu jettes et je te dirai qui tu es

Ce n'est que très récemment que la question des déchets est devenue un objet d'investigation pour les sciences humaines et sociales. Longtemps, les restes, les rebuts, les presque rien ont été frappés d'un interdit, d'un tabou qu'un dialogue célèbre entre Socrate et Parménide résume parfaitement. À la question de savoir s'il fallait accorder une forme à ces résidus de la vie humaine, s'il pouvait être pertinent d'accorder le statut « d'Idée » à ces choses « sans aucune valeur ou sans importance », Socrate répond à Parménide par la négative en y associant la « peur de tomber dans quelque abîme de niaiserie et de [s'] y perdre[13] ». À l'inverse, la psychanalyse a très tôt fait du déchet un objet de prédilection. Sigmund Freud, préfaçant en 1913 l'édition allemande des *Rites scatologiques* de John Bourke, tente le premier d'expliquer ce silence vis-à-vis de la pensée du résiduel, dans sa forme excrémentielle première :

> Il n'a pas été permis à la science de s'occuper de ces aspects proscrits de la vie humaine, en sorte que quiconque étudie de telles choses se voit considéré comme à peine moins « inconvenant » que celui qui fait réellement des choses inconvenantes[14].

Celui qui se risque à penser l'excrémentiel est ainsi promis au même sort que celui que réserve la civilisation à ses rebuts. Il faut donc une certaine témérité pour s'attaquer à pareil objet. Freud insiste sur le caractère résolument culturel, acquis du dégoût et du mépris de la merde : « on peut affirmer que la principale découverte des recherches psychanalytiques résida dans ce fait que l'enfant humain se trouve contraint de répéter durant la première phase de son développement les variations d'attitude de l'humanité à l'égard des matières excrémentielles, qui ont vraisemblablement trouvé leur départ avec l'arrachement de l'*Homo sapiens* à la Terre-Mère[15] ». Le tabou est le fruit d'un long apprentissage. « Sous l'influence de l'éducation, les pulsions coprophiles et les tendances de l'enfant prennent peu à peu la voie du refoulement, il apprend à les garder secrètes, à en avoir honte et à ressentir du dégoût pour les objets eux-mêmes[16]. »

Le processus excrémentiel, forme biologique première de la production du résidu, s'inscrit pourtant comme un signe irréfutable de la présence du vivant : un organisme qui ne produit plus de déchets est un organisme mort. Italo Calvino, jouant d'une célèbre expression cartésienne, associe le principe du « jeter » à une marque indubitable de l'être. « Jeter est la première condition indispensable pour être, parce qu'on est ce qu'on ne jette pas[17]. » *Je jette, donc je suis.* À travers cette tendance souvent observée à ne pas vouloir s'y confronter, il y a donc dans le déchet et dans les relations que nous tissons avec eux matière à penser notre façon d'être-au-monde : à la fois notre façon d'envisager le vivre-ensemble que notre façon d'habiter la Terre. Dis-moi ce que tu jettes, dis-moi comment tu jettes et alors je te dirai qui tu es, comment tu vis et de quoi est composé ton monde.

> Les objets les plus communs sont ceux qui nous apprennent le plus sur une civilisation. Une boîte de conserve, par exemple, caractérise mieux nos sociétés que le bijou le plus somptueux ou que le timbre le plus rare. Il ne faut donc pas craindre de recueillir les choses même les plus humbles et les plus méprisées. Un objet ne peut rien valoir à nos yeux non plus qu'aux yeux de l'indigène et être une indépassable source de renseignements. En fouillant un tas d'ordures, on peut reconstituer toute la vie d'une société[18].

Cette citation attribuée à Marcel Mauss rappelle combien, pour les ethnologues comme pour les archéologues, le déchet est un marqueur de l'histoire des hommes et des civilisations. Il faut donc partir fouiller ces tas d'ordures. Au début des années 1990, par exemple, les archéologues Philippe Marquis et Yves Lanchon découvrent les vestiges d'un village néolithique le long d'un bras de la Seine asséché près de l'actuel quartier de Bercy à Paris : c'est grâce aux amas d'objets retrouvés dans cette ancienne rivière décrite comme un dépotoir naturel qu'il a été possible de dater l'origine de l'installation des premières communautés agricoles[19]. Depuis une trentaine d'années, la rudologie de Jean Gouhier, ou la *garbage archeology* de William Rathje et Cullen Murphy tendent à appliquer ce principe d'exhumation des restes pour lire l'histoire de la vie des hommes[20]. Ces chercheurs ont souhaité appliquer aux déchets contemporains les méthodes traditionnelles de la fouille archéologique. En effet, qu'est-ce que l'archéologie si ce n'est une science des restes et des poubelles ? Empreintes ou excreta fossilisés, chutes d'artisanat ou d'industrie, silex taillés, rebuts de potiers, autant de traces qui constituent le matériau même de la recherche archéologique, autant de restes devenus les conditions de possibilité d'une histoire pour l'humanité. Si les déchets font œuvre de mémoire, ils le font parfois aux dépens de ceux qui les produisent. Comme le répète l'archéologue Laurent Olivier, « les objets ont une vie[21] ». Ceux qui sont enfouis ou mis au rebut aujourd'hui constituent déjà le matériau d'une archéologie du futur. Après « l'âge de pierre » ou « l'âge de fer », quelle sera l'identité archéologique des mondes contemporains ?

Déchet et modernité

Si le déchet semble s'inscrire dans une forme de permanence tant biologique qu'anthropologique, si le déchet semble constituer une fatalité, un invariant propre au déploiement de toute forme de vie, il reste à souligner que la façon dont il est défini aujourd'hui reste très largement héritière de l'histoire, récente, des sociétés industrielles.

De fait, il n'y a pas *d'en-soi* du déchet. Le terme désigne un état transitoire et ne se définit, dans sa dimension matérielle, qu'à partir de son origine ou de sa destination[22]. Autrement dit, tout déchet est déchet de quelque chose, et c'est ce quelque chose qui fait la diversité des déchets. Il est le produit d'un geste, physique ou non, volontaire ou non. Sa définition juridique renvoie bien à cette spécificité. En France, le *Journal officiel* du 16 juillet 1975 fait du déchet « tout bien que son détenteur destine à l'abandon[23] ». De même, la directive européenne du 5 avril 2006 précise le cadre légal du concept en l'associant à « toute substance ou tout objet [...] dont le détenteur se défait ou dont il a l'intention ou l'obligation de se défaire[24] ». Défait ou abandonné, le déchet apparaît comme un objet sans propriétaire, il se situe dans cet entre-deux indéterminé. En droit, le terme renvoie toujours à un concept flou, parfois sujet à la controverse[25]. Pourtant, dans l'usage quotidien, ce qui est qualifié de déchet ne laisse généralement que peu de place à l'équivoque : est déchet ce qui gît dans la poubelle, ce qui encombre les décharges, ce qui « pollue la nature ».

En focalisant son analyse sur « les notions de pollution et de tabou », l'anthropologue Mary Douglas invite à associer le déchet à une figure de l'impur, à une forme archaïque de souillure caractérisée par le danger symbolique qu'elle représente. Ce danger c'est celui de la remise en cause de l'ordre social ; un danger à venir, bien plus qu'un danger en soi. « La saleté est une offense contre l'ordre. En l'éliminant, nous n'accomplissons pas un geste négatif ; au contraire, nous nous efforçons, positivement, d'organiser notre milieu[26]. » Autrement dit, le nettoiement est un acte de fabrication du social, plus qu'une réaction au danger symbolique qu'il représente. La mise au rebut peut donc être lue comme un effort perpétuel de mise en cohérence du monde habité par l'homme, « un geste créateur », une façon « d'imposer une unité à notre expérience[27] ». La peur généralement attachée à la souillure – le terme « ordure », notamment, associe bien l'*ord*, le sale à l'*horridus* latin, « qui fait frissonner » – se rapporte donc avant tout, ici, à la menace qu'elle représente pour l'ordre social ou culturel. « La crainte de la "souillure" est un système de protection symbolique de l'ordre culturel. La société est menacée de l'extérieur comme de l'intérieur[28]. »

Si nous rejetons « vers l'extérieur » ce que nous nommons les déchets, si nous les concentrons dans des dé-charges, si nous les enfouissons dans des sacs, des containers et même, parfois, sous la surface terrestre, si nous les brûlons, c'est bien parce que ceux-ci représentent un danger, presque un ennemi, contre lequel il faut lutter. Dans les sociétés industrielles, les déchets constituent le *revers de la production*[29] : « Matériellement, les ordures représentent le monde de l'ombre des objets, le surplus d'une vie, d'un monde ou d'un rêve, fabriqué par les spéculations avides de la consommation et de la production des marchandises[30]. » En un sens, la prolifération des déchets matérialise l'*hybris*, la démesure des modes de vie forgés par le développement des sociétés thermo-industrielles. En d'autres termes, il faut les faire disparaître parce qu'ils viennent remettre en question l'organisation de la société, l'ordre social, ses fondements ; parce qu'ils matérialisent, peut-être, cette peur latente de la dissolution de l'identité culturelle des sociétés qui les ont générés. « L'ordre social idéal est maintenu grâce aux périls qu'encourent les transgresseurs », rappelle Mary Douglas :

> Ces périls supposés sont une menace qui permet à un individu d'exercer sur l'autre un pouvoir coercitif. Mais celui qui l'exerce craint aussi de s'exposer lui-même à ces périls au cas où il s'écarterait du droit chemin. Ces croyances sont un langage d'exhortation réciproque. À ce niveau-là, on appelle les lois de la nature à la rescousse du code moral qu'elles sanctionnent. [...] Lorsque les hommes essaient de s'obliger les uns les autres à être de bons citoyens, l'univers tout entier est mis à contribution[31].

Aujourd'hui, ce qui structure l'essentiel de ce « langage d'exhortation réciproque », ce sont ces arguments écologiques, qui, utilisés pour réorganiser nos relations aux déchets, sont devenus des sources déterminantes de coercition morale et politique. Autrement dit, cette menace contemporaine qui fédère autant qu'elle contraint, c'est en un sens la catastrophe planétaire annoncée, cette « crise » globale, qui, parce qu'elle est amenée à durer, tend à constituer un contexte nouveau auquel il est devenu impératif de s'adapter.

> On peut traiter les anomalies de différentes manières. Négativement, on peut les ignorer, ne pas les percevoir ; ou encore les percevoir et les condamner. Positivement, on peut affronter délibérément l'anomalie et tenter d'élaborer un nouvel ordre du réel où l'anomalie pourrait s'insérer. [...] Tout système de classification peut produire des anomalies, et toute culture

> doit un jour faire face à des événements qui semblent défier ses idées préconçues. [...] En qualifiant un phénomène de dangereux, on le dérobe à la discussion[32].

Ce livre entend démontrer qu'autour de la question des déchets, ces arguments ont davantage servi à participer au maintien de l'ordre social, sur le mode de l'adaptation, plutôt qu'à penser les moyens de sa réforme comme de sa critique : en cherchant à faire disparaître les déchets, c'est comme si nous nous étions efforcés d'effacer les preuves tangibles de l'insoutenabilité de nos modes de vie et de production. Le déchet, dans les sociétés industrielles, dans l'ordre social d'*Homo œconomicus*, a été abordé comme une menace fédératrice, un danger à maîtriser, un mal à abattre : c'est comme si en parvenant à l'éliminer, il était possible de neutraliser d'un même mouvement sa force critique, sa capacité à matérialiser la nécessaire transformation des sociétés consuméristes qui les ont vus proliférer.

*

* *

Ce que le premier chapitre de ce livre entend démontrer, c'est que le déchet est, en ce sens, une invention de la modernité industrielle : « pour la première fois dans l'histoire humaine, la mise au rebut fut séparée de la production, de la consommation et de l'usage[33] ». S'affirme alors une pensée du déchet comme problème technique autonome. Cette mise à part du déchet, tant du point de vue matériel que du point de vue conceptuel, a favorisé son déni, sur le mode d'une mise à l'écart nécessaire à l'épanouissement de la modernité.

Devenant un enjeu environnemental au cours des années 1970, on aurait pu imaginer que les déchets trouveraient dans le débat public un espace pour révéler leur valeur d'opérateur critique : on aurait pu espérer que ces déchets toujours plus encombrants soient abordés comme des preuves matérielles indubitables qu'un changement de trajectoire sociotechnique était devenu indispensable. Mais ce que le deuxième chapitre met au jour, c'est au contraire que sous couvert de leur « environnementalisation[34] » et malgré l'inflation constatée du temps et de l'espace leur étant consacrés, nos déchets continuent d'être l'objet de ce déni caractéristique, et leur « gestion » l'agent du maintien de l'impératif productiviste. Porté par une morale éco-citoyenne, le « bien jeter » a servi de stratégie de diversion vis-à-vis des enjeux économiques, sociaux ou techniques, que les déchets sont en mesure de questionner. Cet aveuglement, qui se joue tant à l'échelle de l'individu qu'à celle du collectif, neutralise toute possibilité de penser les déchets autrement que comme *ce qui doit disparaître.*

Paradoxalement, ces déchets que nous nous évertuons à éliminer n'ont de cesse de revenir. Le cas des polymères de synthèse, abordé dans le troisième chapitre, est à ce titre exemplaire. La prolifération des plastiques, matériaux vedettes des « Trente Glorieuses » et de l'épanouissement de la consommation de masse, constitue aujourd'hui une facette de la catastrophe écologique en cours. Si certains en ont fait des preuves matérielles à même de justifier une remise en cause du modèle de développement des sociétés thermo-industrielles, les problèmes que posent les déchets plastiques ont plutôt, dans les logiques dominantes de régulation et de gestion, contribué à renforcer l'impératif de contrôle, par la technique, des flux de matières résiduelles.

A contrario, la part putrescible, organique, de nos poubelles a largement été négligée par les ingénieurs du déchet. Le quatrième chapitre montre comment certains ont alors fait du biodéchet une occasion de développer des alternatives aux techniques industrielles et centralisées de gestion de l'ordure. Ces nouveaux chiffonniers invitent à déplacer le regard accusatoire que l'on porte sur les déchets, à mettre en doute le cadre moral emblématique de « l'éco-citoyenneté ».

Le dernier chapitre, enfin, vient interpeller les promesses portées aujourd'hui par les promoteurs nombreux de l'« économie circulaire ». Visant l'idéal d'une civilisation qui ne produirait plus de déchets, les sociétés contemporaines semblent à même de croire en leur immortalité. Mais est-il seulement possible de faire monde sans faire de restes ?

1.
L'INVENTION DES DÉCHETS OU LA NORMALISATION DE L'ABANDON

Ce qu'est le déchet n'a jamais trouvé de définition véritablement stable à travers les âges. À la même époque, une même portion de matière peut tout à la fois être considérée comme un résidu par les uns et comme matière première par les autres. Raconter l'histoire du déchet, c'est avant tout raconter la façon dont des groupes humains organisent leur relation à *ce qui reste*, c'est-à-dire aux résidus de leur activité, qu'elle soit productive ou plus simplement biologique. C'est dans l'histoire des techniques et des politiques de gestion du résiduel qu'il semble possible de trouver certaines racines de la définition contemporaine du déchet.

L'objectif central de ce chapitre est de démontrer que l'acception actuelle du déchet n'est en rien une définition universelle, encore moins une fatalité conséquente à l'évolution des sociétés techniciennes, un aléa du progrès. À l'inverse, le déchet comme produit d'un abandon est une invention récente et localisée, l'héritage parfois encombrant d'une série de choix ayant conduit à des bifurcations techniques et sociales décisives. Opérée dans les sociétés industrielles des Nords, cette invention du déchet s'inscrit aujourd'hui dans un modèle de développement et une culture industrielle devenue globale.

Le déchet prémoderne
De la ville puante à une pensée du cycle des matières

> Dans les villes médiévales, les rues non pavées, sans air et sans soleil, étaient jonchées de boue, produite par la terre, les excréments, les eaux croupies, les résidus ménagers, le crottin des chevaux, le lisier des porcs et les fientes des volailles. La plupart de ces rues ne disposaient ni de latrines, ni de fosses d'aisances, et les passants se soulageaient un peu partout. Faute de système d'écoulement efficace, les eaux chargées de détritus stagnaient et transformaient les voies les plus fréquentées en véritables cloaques[35].

Villes de boues

Si ce bref tour d'horizon historique débute en France à la fin de la période médiévale, c'est que semble s'y développer une sensibilité toute particulière vis-à-vis des résidus que produisent les habitants des grandes villes : entre nuisance et ressource pour l'activité urbaine, le champ détritique commence, au sein des villes, à être l'objet de considérations parfois paradoxales. Les historiens d'aujourd'hui aiment à décrire les villes médiévales à travers le prisme de leur saleté suffocante. La révolution artisanale va en effet faire de la ville le lieu de déploiement par excellence de nuisances, qui ne sauraient se laisser qualifier, encore, de pollutions : papeterie, travail du cuir ou encore fabrication de textiles, autant de métiers qui nécessitent la proximité d'un cours d'eau et dont l'essor va modifier largement la topographie des villes[36]. C'est à la fin de la période médiévale que la question de l'insalubrité tend à devenir pressante. La multiplication de toponymes assignant à certaines rues des fonctions excrémentielles semble en être un témoin notable : chaque ville française possède alors au moins une « rue des Aisances » à proximité du marché central[37].

Pour autant, est-il seulement pertinent de parler de déchets pour qualifier les origines de cette insalubrité latente ? L'historienne Sabine Barles rappelle à juste titre que l'expression même de « déchet », ou celle « d'eau usée » n'est employée ni dans les textes réglementaires et techniques, ni dans les travaux scientifiques des XVIIIe et XIXe siècles[38]. S'il y a bien diverses matières ou nuisances à traiter, il n'y a pas forcément encore de *problème* du déchet, plus encore, s'il y a bien des choses mises au rebut, peut-on vraiment parler de choses abandonnées ?

Les excreta urbains, jusqu'à la fin du XIXe siècle, sont essentiellement des boues, où s'indifférencient les produits excrémentiels de l'ensemble des habitants de la ville – bovins, porcs et volailles compris. Les dépôts d'immondices se multiplient, et seules les pluies semblent à même de nettoyer, ponctuellement, les chaussées envahies : les nuisances sont bien perceptibles[39]. La multiplication des épidémies de peste et de choléra tout au long du Moyen Âge motive les tentatives nombreuses de prise en charge des problèmes d'insalubrité par le pouvoir central. Dès 1506, Louis XII décide de charger la royauté du ramassage des immondices de Paris. Ayant choisi de financer l'initiative par l'impôt, il finit cependant par abandonner la réforme face à l'hostilité générale. Après Philippe Auguste, François Ier ou Louis XII, Louis XIV va, lui aussi, essayer sans grande réussite de légiférer sur l'heure d'évacuation des ordures des demeures. Ces tentatives échouées ne sont en rien un fait strictement hexagonal : la plupart des grandes villes européennes sont confrontées à des problèmes similaires. Augmentation des volumes de déchets organiques et inorganiques, insalubrité grandissante et autres nuisances olfactives particulièrement insupportables : en Europe, jusqu'à la transition depuis une société agraire vers une société urbaine et industrielle prédominante, le problème des ordures resta sensiblement identique à celui qu'il était au Moyen Âge.

Plus qu'un aveuglement, ou qu'une absence réelle de prise de conscience de la dimension polluante de certaines activités par les habitants d'alors, les enjeux politiques et économiques associés à la production de ces multiples pollutions constituent des arguments plus forts que ceux qui tendent à réclamer la fin des nuisances. De nombreux historiens ont souligné à quel point les « préoccupations environnementales » ne sont pas l'invention d'un XXe siècle tardif, mais s'expriment bien, dès les premiers temps de l'industrialisation, tant sur le mode du déploiement d'une pensée gestionnaire, d'une mise en normes des pratiques industrielles identifiées comme nuisibles, que sur celui de la résistance politique de certains groupes sociaux[40].

La souillure propre à la ville préindustrielle, décrite comme puante, ne saurait se laisser décrire avec pertinence en ignorant les intérêts économiques et politiques forts qui se retrouvent à l'endroit des processus de décomposition des matières vivantes. L'immonde constitue même, en Europe, un marqueur perceptible de la première vague d'industrialisation, fondée sur la circulation synergique des matières entre villes et campagnes.

Le règne de la pourriture : le déchet n'existe pas

Les processus de corruption des matières organiques font, pendant cette période, l'objet de nombreux travaux scientifiques : la décomposition des corps, la putréfaction ou la macération, notamment, focalisent l'intérêt des médecins et des chimistes. Autrement dit, si l'excrémentiel a progressivement envahi les villes, il a également gagné différents domaines scientifiques. La médecine qui prend son essor pendant la Renaissance va très tôt se focaliser sur l'analyse des excreta : la prognose hippocratique qui vise à établir un diagnostic sur la base de l'étude des excréments du patient est remise au goût du jour ; de même, on utilise les fientes de toutes sortes dans la pharmacopée. Paru en 1696 et réédité à deux reprises dans les dix ans qui ont suivi, le titre du *best-seller* médical de Paulini est ici particulièrement explicite : *La Pharmacie de la merde, c'est-à-dire comment presque toutes les maladies même les plus graves peuvent être guéries au moyen de la merde et de l'urine*[41]. La putréfaction ne sert pas uniquement à comprendre la vie et à soigner les maux, mais elle permet de produire tout ce qui est utile à l'homme : l'urine fermentée fournit de l'acide phosphorique et de l'ammoniac, le sucre fermenté donne de l'alcool.

Plus encore, la pourriture tend à devenir un enjeu politique et militaire. Le salpêtre, composant essentiel de la fabrication de la poudre à canon, est produit dans les lieux humides, caves, étables, locaux à proximité des fosses d'aisances, où se putréfie la production excrémentielle urbaine. Autrement dit, pendant cette période de guerre permanente, les villes deviennent des carrières de poudre à canon : « la puissance de feu de l'État dépend [...] des villes, plus précisément de la putréfaction des sous-sols urbains[42] ». L'espace urbain est un lieu de production crucial pour la survie politique des États. En bref, l'état de guerre encourage la putréfaction. La saleté devient un enjeu stratégique ; l'immonde, une véritable richesse pour la ville.

> La putréfaction adhère à la ville comme l'humidité qui colle à cette longue période de refroidissement climatique. L'une et l'autre ont déterminé la richesse de la ville ; plus une ville est puante, plus elle est riche[43].

Plutôt que d'aborder ces nuisances potentielles comme ce qu'il s'agirait d'éliminer ou de faire disparaître, le résiduel est alors perçu et traité comme une ressource précieuse. Si le détritique devient sans aucun doute une nuisance croissante pour la ville, suscitant des tentatives répétées pour assainir l'espace urbain, cette saleté patente est aussi associée à une image d'abondance cornucopienne. La puanteur de la ville s'institue en un trait caractéristique des garanties qu'elle semble en mesure d'offrir à ses habitants.

La circulation permanente des rebuts

Aux débuts du XIXe siècle, l'industrie naissante fonde sa réussite sur l'utilisation de ces résidus urbains : si on ne parle pas encore d'économie circulaire, on retrouve dans l'usage systématique des produits excrémentiels de la vie urbaine son principe fondamental. La nature du résiduel urbain est encore essentiellement organique. On distingue volontiers deux catégories principales de résidus produits par la ville :

les chiffons et les os d'un côté, les boues et vidanges de l'autre. Ces deux familles de déchets ne sont en aucun cas mises hors du circuit productif et urbain : au contraire, elles organisent les relations entre celles-ci et leur environnement socio-économique direct. Si le papier de chiffon est largement utilisé avant l'industrialisation, l'essor de la papeterie, en France et en Occident, va considérablement augmenter les besoins en chiffons d'origine végétale et systématiser leur mise en circulation. Le développement de l'industrie du papier, support de diffusion de la connaissance, sera intimement lié aux gisements de cette matière première produite par la ville. Avec l'augmentation de la demande de papier, le chiffon tend à devenir une matière rare : son exportation est interdite en France dès le XVIIIe siècle, de nombreux pays européens adoptent des mesures similaires jusque 1850. Ce sont les négociants de chiffons qui *font* le prix du papier et sont les premiers employeurs des chiffonniers et autres glaneurs. Firmin-Didot estime que la seule activité des chiffons emploie environ 100 000 personnes en France en 1854. Le développement de ces activités modifie largement le paysage de la production papetière, tendant à se rapprocher toujours davantage de ses gisements et de ses clients : à Paris, le nombre d'ouvriers du papier passe de 1 400 en 1847 à 4 500 en 1860[44].

Les os connaissent un itinéraire tout aussi prometteur et ce dès les débuts de l'industrialisation. En France, ils permettent de sortir de la crise du sucre : le blocus maritime anglais du début du XIXe siècle a plongé le pays dans une pénurie sans précédent de sucre de canne, jusqu'alors essentiellement importé des colonies. Or, la fabrication de sucre à partir de sirop de racines végétales, de betteraves notamment, implique une étape de séparation du glucose des autres composants végétaux : le pharmacien Pierre Figuier démontre l'efficacité des charbons animaux pour absorber, notamment, la couleur de ces sirops. Fabriqués à partir de la calcination des os, ces charbons animaux impliquent de systématiser la récupération des résidus de boucherie, produits essentiellement en milieu urbain. À l'image des papiers, les os font l'objet d'innombrables autres applications : fabrication d'objets en tous genres (peignes, boutons et autres manches divers), de suif d'os, d'engrais divers, de colles, de gélatines ou encore du phosphore, indispensable à la fabrication d'allumettes. Aussi, l'os fait partie de ces matières particulièrement prisées par la première industrie du XIXe siècle.

Il en va de même pour les vidanges. À Paris, la mise en place des voiries, espaces de stockage des contenus des fosses d'aisances disséminées dans les rues et cours des grandes villes, s'est progressivement associée à l'intérêt vif des premiers industriels de l'agriculture pour les quantités d'excreta amassées, véritables mines d'or pour la fabrication de compost et autres engrais biologiques. Très prisée par nombre d'agriculteurs et de maraîchers du XIXe, la poudrette, inventée dès le XVIIIe siècle, est un excellent engrais naturel. Diverses études soulignent déjà la possibilité de fertiliser près d'un tiers des terres cultivables françaises avec les excreta des quatre plus grandes villes du pays. Des brevets sont même déposés, et préfigurent peut-être ce que certains appellent aujourd'hui « l'agronomie biologique ». Les matières excrémentielles à l'origine de ces inventions ont une composition complexe, mais elles semblent d'autant plus riches que la ville d'où elles proviennent est malpropre.

Avec l'augmentation de la demande alimentaire au cours du XIXe siècle, les besoins en engrais urbains explosent. Un effort particulier est mis en œuvre au long du XXe siècle pour exploiter ces eaux noires produites dans le ventre des grandes villes européennes. L'idée principale était de les acheminer directement vers les terres agricoles : en atteste, à Paris, dès 1850, l'unification du réseau d'égouts par Belgrand et la mise en service du collecteur d'Asnières censé charrier ces eaux vers l'extérieur de la ville[45].

L'agriculture périurbaine joue également un rôle déterminant dans la mise en circulation des boues urbaines. Elles sont composées de terre mêlée d'eau, mais également de toutes les émanations de l'espace public, au premier rang desquelles le « tout-à-la-rue », ancêtre véritable des ordures ménagères. Ces boues ne sauraient, du fait de leur densité, rejoindre les réseaux naissants d'égouts et ne sont donc pas confondues avec les vidanges. Collectées directement par les cultivateurs ou par des entreprises privées, ces boues deviennent alors des fumiers, et peuvent fertiliser les terres avoisinantes. Souvent, ces boues sont une source de revenu pour les municipalités : à Paris, dès 1854, les entreprises de ramassage de ces « proto-ordures ménagères » payent une redevance à la ville pour avoir accès au « droit de boue », consistant à les ramasser puis à les revendre[46].

Travailleurs du déchet : professionnels ou rebuts ?

Os et chiffons ne sont pas les seuls objets de la traque incessante des chiffonniers : bouts de cigares, vieilles boîtes de conserve, coquilles d'huîtres, autant de menus rebuts qui participent, par leur circulation, au dynamisme économique de la première industrialisation. Le chiffonnage tient alors un rôle central dans cette synergie : même s'il demeure difficile à évaluer précisément, il est indubitable que le nombre de chiffonniers ne cesse d'augmenter pendant la première moitié du XIXᵉ. Plus encore, la profession, bien qu'elle soit largement un produit de la misère économique et sociale, tend à se structurer en différents corps : piqueur, secondeur ou gadouilleur, chacun connaît ses horaires et ses territoires de travail – un piqueur travaille de nuit, en ville, le gadouilleur va chercher dans les voiries ou dépôts à boues les restes osseux, ou fragments d'objets récupérables. Certains tendent aussi à sédentariser leur activité à un quartier dont ils font leur territoire : l'arrivée des placiers, sédentaires, véritables adjoints des concierges et des domestiques, va faire émerger la catégorie des coureurs et autres ramasseurs, pratiquant un chiffonnage « à l'ancienne ».

Ces « travailleurs des déchets[47] » sont très tôt assimilés à l'objet de leur labeur quotidien. Ils sont relégués, sous la pression de la bourgeoisie, à l'extérieur des villes. Généralement, leurs lieux d'habitation sont fuis par les plus nantis. Dès 1860, sous la pression et l'agressivité des propriétaires aux méthodes de recouvrement des loyers souvent radicales, les chiffonniers s'installent le long des fortifications de 1841, celles de Louis-Philippe. Seules deux cités de chiffonniers parviendront à franchir le XXe siècle à l'intérieur de la ville : la Butte aux Cailles et les Épinettes. Les autres habitent à l'extérieur des fortifications, au cœur de zones inconstructibles, près des forts de Charenton, d'Issy, de Romainville ou de Montrouge. Ces « ghettos » de chiffonniers étaient habités par toutes les classes sociales : parias, ouvriers au chômage, hommes vaincus par les dettes de jeu ou encore femmes du monde, croqués par les nombreux récits de journalistes et écrivains de l'époque[48]. La marginalité de ces populations est presque identitaire : ce sont, en majorité, des familles de chiffonniers, de génération en génération, en opposition fière à la masse des « bons citoyens » : « farouchement indépendants, les biffins affichaient indifférence et dédain pour le bonheur tranquille des "embrigadés de la société"[49] ».

Mais cette indépendance était assez illusoire, ils subissaient eux aussi une hiérarchie, elle-même structurée par les liens qu'entretenaient ces communautés avec la société bourgeoise. Dès le milieu du XIXe siècle, les chiffonniers faisaient partie des professions les plus calomniées, sans pour autant être condamnés par les pouvoirs publics : agressivité, vols, brigan-derie, autant de griefs correspondant si bien à leur condition de rebuts de la bourgeoisie. Quelques historiens se sont alors demandé si l'absence de condamnations archivées n'était pas la preuve de leur innocence[50] : « cédant aux pressions de la "société honnête" et des hygiénistes, la police multipliait les règlements à leur encontre[51] ». Ce resserrement du contrôle de l'activité de chiffonnage commence bien avant le XIXe siècle. Dès 1698, par exemple, les chiffonniers ont l'interdiction d'aller dans les rues avant l'aube. Les travailleurs du déchet ont subi de nombreuses tentatives de normalisation de leur activité de la part de l'État, cherchant à tout prix à mieux contrôler cette frange de l'activité économique lui échappant, considé-rée comme le terreau des maux de la société. Dès les années 1820, le préfet de police de Paris tente par exemple de mettre en place un système de médailles permettant d'identifier les travailleurs des déchets. Mais cette tentative est un échec : les médailles se passaient de main en main, se lèguent de père en fils, ou à des amis. En 1872, la préfecture souhaite réduire le nombre de chiffonniers et demande que la médaille soit modi-fiée : seuls 6 000 chiffonniers réclament cette nouvelle pièce d'identité contre 30 000 à 40 000 permanents. Tous ceux qui ne l'ont pas demandée se retrouvent à réorganiser la fraude, sur laquelle la police fermera les yeux, jusqu'à l'arrivée d'un fameux préfet nommé Poubelle en 1883[52].

Il y a donc une vie sur ces montagnes de détritus. Bien qu'en marge de la vie bourgeoise ou du quotidien ouvrier, biffins et chiffonniers jouent un rôle fondamental dans l'organisation sociale de la ville du XIXe siècle. Porcs, volailles et autres rongeurs, l'omniprésence des animaux aux côtés de ces travailleurs de l'immonde a pu participer à leur inculpation : la bestialité s'éloignant trop profondément de l'émergence d'une culture de l'urbaine civilité. La présence des animaux est donc là encore un élément d'importance tant ils sont, eux aussi, des travailleurs du déchet.

Si les rebuts sont systématiquement appréhendés comme ressources potentielles, il y a bien des jeteurs et du jeté. Toutefois, le déchet est vu comme un état transitoire de la matière. Il n'est, en rien, associé à un interdit moral. Sa nature essentiellement organique suscite intérêt et curiosité chez les médecins et urbanistes. Mais cette putréfaction tant louée reste à l'origine de nombreuses nuisances : serait-elle, par essence, le lieu de développement du *malsain* ?

Vents contraires : victoire de l'hygiénisme

> Nous craignons les micro-organismes pathogènes : souvent les prétextes hygiénistes que nous avançons pour justifier notre crainte de la souillure relèvent de la pure fantaisie. Il est donc faux que notre comportement se fonde sur des connaissances scientifiques [...]. Notre comportement a, lui aussi, une signification symbolique[53].

Ce n'est qu'au XIXe siècle que les manuels médicaux commencent à parler de « l'hygiène », terme qui se substitue progressivement à ceux « d'entretien » et de « conservation » de la santé. Dérivé du grec *hygeinos*, « ce qui est sain », l'occurrence répétée du mot renvoie à l'émergence d'une discipline autonome au sein de la médecine[54]. Le savoir médical devient un des repères de l'action politique, et se voit reconnaître comme tel dans des milieux très divers.

Au moment où la synergie entre villes, campagnes et industrie atteint son apogée grâce à l'exploitation des résidus organiques, un nouveau paradigme scientifique vient accorder une nouvelle centralité au « règne du minéral ». Ce changement de paradigme est particulièrement perceptible dans les bouleversements profonds que connaît la chimie pendant cette période.

> Lavoisier, Berthollet, Guyton de Morveau, Fourcroy : toute une nouvelle génération de chimistes qui veulent faire reculer les frontières de la putréfaction, de la mort, du statique. Avec la nouvelle chimie, s'affirme le dégoût, l'interdit du putréfié[55].

Preuve en est le sort réservé aux pratiques d'utilisation des excreta urbains dans la production d'engrais : elles sont passées sous silence, ou à peine évoquées dans la plupart des grands traités de la chimie moderne naissante. La mobilité et la versatilité des matières organiques apparaissent désormais comme des défauts au regard de la stabilité des éléments minéraux.

Il semble possible de tout synthétiser à partir des substances minérales. Le salpêtre lui-même se trouve à l'état naturel, et ne semble plus nécessiter le soutien de l'activité urbaine pour être récolté : on l'importe vers l'Europe depuis les mines du Chili ou du Pérou, à grand renfort de bateaux à vapeur.

Les pratiques dérivant de l'influence hygiéniste sont loin d'être toutes fondées sur un quelconque savoir scientifique. Avec l'avènement de l'hygiène, l'heure est à la suspicion. Les hygiénistes imposent une nouvelle sensibilité par rapport à la santé et à la mort. Ce mouvement idéologique de fond, qui traverse l'ensemble des territoires occidentaux, impose une véritable rupture dans la perception et la définition de l'immonde. Consistant à l'origine en un encouragement à un retour à des pratiques anciennes, ce mouvement devient très vite un emblème de la modernité. Dans la ville du XIXe siècle, la perception de l'immonde passe avant tout par le nez : les classes bourgeoises viennent de découvrir la « sensualité nouvelle » de « l'odeur de la jonquille » et aspirent à transformer leur ville selon des critères prenant en compte une « esthétique de l'odorat[56] ». En témoignent alors les propos de Lavoisier à l'endroit des processus de putréfaction organique : « l'odeur insoutenable qui accompagne tous les produits [qu'on retire des matières animales] ne permet pas d'espérer de long temps qu'on puisse les employer à autre chose qu'à faire des engrais[57] ».

Cette période est ainsi marquée par une suspicion toujours plus affirmée à l'égard de tout ce qui revêt l'apparence de l'immonde. Bien qu'il trouve postérieurement une assise scientifique, c'est donc sur des bases essentiellement perceptives, subjectives que se fonde le mouvement idéologique initial de l'hygiénisme. Celui-ci parvient à obtenir l'adhésion rapide des plus riches, soucieux de se protéger des dangers que représente l'immonde sous toutes ses formes. Avec la découverte de la vie microbienne par Pasteur, ces pratiques essentiellement bourgeoises s'imposent dans un second temps comme normes universelles du quotidien. L'idée selon laquelle le rebut immonde n'a plus sa place au sein de la ville moderne est désormais admise par tous, ou presque. D'un danger visible et puant, l'hygiénisme tend à étendre le domaine du risque notamment à travers la mise au jour progressive de menaces invisibles, imperceptibles et microscopiques. Plus encore qu'une simple mise au rebut, l'immonde doit être éliminé, éradiqué, sa simple mise à l'écart ne semble plus suffisante face aux pouvoirs destructeurs qui lui sont conférés.

Une économie circulaire avant l'heure ?

Parce que en perpétuelle circulation et parce que essentiellement organiques, il semble donc possible d'affirmer, non sans une certaine forme de provocation, qu'avant le XIXe siècle, « les déchets n'existent pas ». Ils apparaissent comme un état transitoire de la matière dont seules les périodes de stagnation et d'accumulation – entraînant parfois la saturation des espaces de vie – tendent à les transformer en nuisance pour la ville. Le résiduel urbain d'avant la modernité est une ressource centrale, participant à définir l'identité et l'intégrité de la ville. De la cité médiévale jusqu'à la ville proto-industrielle, le résiduel, aussi nuisible soit-il, est un « à soi ». Celui qui en dispose possède un véritable pouvoir sur la ville : il est une *appartenance*[58]. Les déchets sont « la ville » en tant que telle, car c'est à travers ceux-ci que peut s'évaluer la richesse, la puissance de la cité. Ces excreta urbains « appartiennent » en plein à la collectivité : ils sont, paradoxalement, une forme de bien commun.

Toutefois, il serait inexact d'en rester à une vision irénique du problème des nuisances dans l'espace urbain prémoderne. Pour l'historien Jean-Baptiste Fressoz, cette pensée du cycle des matières, d'un « recyclage avant l'heure » a également constitué un argument déterminant pour les ingénieurs de la première industrialisation, validant l'idée d'un épanouissement toujours vertueux de l'industrie :

> À l'instar de Dieu, l'industrie chimique concourt à la bonne marche matérielle de la Création. Dès ses origines, le recyclage industriel a donc une fonction justificatrice. Il permet de réfuter les arguments des voisins qui se plaignent des exhalaisons des usines chimiques et de fonder en raison une forme de laisser-faire technologique : puisque l'industriel-savant augmente ses profits en réduisant les rejets, il est fondamental de laisser libre cours à ses calculs économiques[59].

Écho lointain aux réflexions de Linné et autres sur l'équilibre de la nature la constituant preuve de l'existence divine, aux commandes de cette économie de la nature, « l'efficience matérielle de la grande industrie est également une preuve de sa sanctification[60] ». Or, dès le XIXe siècle, cette idée selon laquelle la rationalité économique tend toujours vers le modèle d'une nature qui ne produit pas de déchets a déjà du plomb dans l'aile :

> Des facteurs structurels à la production industrielle, liés aux coûts fixes du capital, à la masse colossale des déchets, à leur localisation géographique, à la difficulté de leur transport, à leur dilution, à leur mélange, etc. rendaient parfaitement illusoire le rêve libéral d'une main invisible orientant l'industrie vers l'efficience matérielle[61].

En favorisant le plus souvent l'argument du libre épanouissement économique au détriment de ceux critiquant les impacts sanitaires et environnementaux, la modernité industrielle s'engage dans une longue période de désinhibition.

La période à venir sera caractérisée par un mouvement aussi conflictuel que profond de séparation du résiduel du corps constitué par les relations synergiques entre la ville et son environnement : d'un « à soi », le résiduel devient un « à part soi », reflétant tant l'émergence d'un concept autonome du déchet que sa normalisation.

> En même temps que les fous sont placés à l'asile et les monstres immergés dans les bocaux de l'embryologiste, l'ordure connaît un processus de normalisation-confinement et s'inscrit elle aussi parmi les éléments promis aux grands renfermements[62].

Cette mutation semble valide tant à l'échelle de l'espace urbain qu'à celle de l'individu. C'est à cette présence perceptible et immobile de l'immonde, devenu symbole de décomposition mortifère, que semble s'attaquer un courant idéologique et scientifique porteur des valeurs de l'hygiène publique de la modernité. Plus qu'une simple réforme technique, la mutation en cours constitue un tournant culturel et social. Elle est le fruit de divers facteurs parfois totalement indépendants les uns des autres : fin progressive de la circulation des excreta urbains en surface, disparition de quelques synergies structurantes dans les relations villes-campagnes-industries, disqualification de l'immonde, et tendance à « l'enfermement », au confinement de ce dernier (dans des réseaux souterrains, comme dans des boîtes fermées par des couvercles), apparition d'un système technique industriel du déchet solide, et enfin, mais peut-être surtout, normalisation du principe d'abandon de la matière. Cette mutation des sensibilités va donc constituer un terreau pour le tournant moderniste du déchet. À travers sa normalisation, son autonomisation, le déchet va être abordé comme un domaine de la vie urbaine à gérer, maîtriser, contrôler.

Le déchet moderne
Fin de la circulation et accumulations : vers l'élimination de l'ordure

La fin du XIXe siècle et la première moitié du XXe siècle doivent être associées à l'apparition d'une gestion spécifique du déchet solide, et à la construction de l'acception moderne du déchet. Si l'on a parlé d'une *invention* du déchet, c'est pour mieux souligner que la disparition des pratiques synergiques entre villes, campagnes et industries va faire naître une nouvelle catégorie de matières résiduelles ayant l'abandon pour seul horizon – autrement dit un stockage pour une durée indéterminée. Là où la ville avait constitué une source de prospérité pour l'industrie naissante et l'agriculture, ces derniers secteurs de l'activité humaine délaissent alors les matières premières urbaines excrémentielles au profit de ressources minérales, ou non renouvelables, extraites des entrailles de la terre (hydrocarbures, phosphates, potasse) et de l'atmosphère (azote pour la production d'engrais et d'explosifs). Plus largement, les villes vont perdre leur statut de fournisseur de matières premières aux industries grandissantes[63].

Pour reprendre rapidement certaines catégories déjà évoquées, des substituts aux chiffons sont développés par l'industrie papetière dès la fin du XVIIIe siècle, tentant d'anticiper la pénurie annoncée de ressources provenant des villes : dès le milieu du XIXe siècle, les procédés d'extraction de la cellulose végétale s'imposent comme la meilleure solution de substitution, toujours valide aujourd'hui[64] ; de même, la découverte de gisements de phosphore naturel et l'apparition des premières résines de synthèse vont progressivement mettre un terme à l'exploitation des os. Concernant la rupture des interactions entre terres agricoles et villes, à l'aube de la transition vers une agriculture « moderne » et intensive, apparaissent dès la fin du XIXe siècle les premiers engrais chimiques : souvent moins coûteux et apparemment plus performants que leurs équivalents organiques, ils sont d'abord utilisés en complément des engrais biologiques. Mais, très vite, les engrais chimiques s'affirment comme une véritable aubaine pour une agriculture en pleine expansion : le recours à des substances minérales permet notamment d'affranchir l'agriculture de sa dépendance aux productions excrémentielles de la ville. Dès les années 1920, l'engrais humain et animal devient un produit désuet jouant un rôle de plus en plus anecdotique.

Jusqu'à la fin du premier quart du XXe siècle, beaucoup cherchent à trouver des débouchés pour les excreta urbains progressivement délaissés par l'industrie et l'agriculture et ce, notamment, à travers le développement des filières de recyclage et de valorisation industrielle des déchets solides. Ce recyclage semble aussi nécessaire que « naturel », car il est vertueux du point de vue économique pour une industrie tournée vers l'utilisation optimisée et rationnelle des ressources. Mais cette tendance reste minoritaire : l'essentiel du XXe siècle sera caractérisé par une systématisation progressive du principe d'abandon de ces matières urbaines, désormais qualifiées « d'eau usée » et de « déchets ». Dans la même période, l'augmentation démographique urbaine, la minéralisation de l'énergie et de l'économie (charbon), mais également la première mondialisation économique (importations de salpêtre et de guano sud-américains) participent à l'explosion et à la diversification des volumes de matières mises au rebut : c'est dans ce contexte de vastes transformations que le déchet deviendra une véritable « charge pour la collectivité et l'environnement[65] ».

L'avènement d'un « problème du déchet » n'est en rien la conséquence mécanique et nécessaire de l'accroissement urbain : les choix politiques ou économiques qui sont faits alors montrent bien le changement de trajectoire technologique qui est en train de s'opérer.

Enfermements : « tout-à-l'égout » et « tout-au-trou »

L'existence d'un réseau souterrain de l'eau dans les villes n'est pas synonyme des pratiques du « tout-à-l'égout ». Ce que cette expression souligne, c'est le passage progressif d'une évacuation collective et manuelle du résiduel à des pratiques individualisées et « automatisées » : c'est désormais chaque foyer qui tend à se raccorder au réseau d'évacuation. Par exemple, les cabinets particuliers d'aisances qui apparaissent dès la fin du XIXe siècle sont plébiscités[66].

Souterrain, invisible, ce véhicule de l'immonde devient un des symboles de la fin de l'acceptation de la présence de la saleté dans l'espace public. Désormais, avec ce support technique, de nombreuses pratiques jusqu'ici collectives deviennent privées : nettoyage du linge, du corps ; évacuation des rebuts de tous ordres sont désormais des pratiques intimes, qui, de fait, participent à l'exclusion de l'immonde de la cité bourgeoise.

Avec ce « tout-à-l'égout » expérimenté d'abord en Angleterre puis importé en France par Adolphe Mille, les vidanges et les boues tendent à disparaître du paysage urbain, laissant à la surface des villes le reste du détritique urbain : les déchets solides. Dans un premier temps, on cherche à exploiter les produits issus des réseaux souterrains de l'eau par épandage : la Ville de Paris, en 1869, achète 7 hectares de terrain sur la presqu'île de Gennevilliers pour y évacuer les eaux d'égouts provenant du ventre de la capitale. L'épandage offre des atouts considérables pour la culture maraîchère : l'irrigation et la fertilisation gratuite de ces terres amènent de très nombreux cultivateurs à louer des terrains sur ce site, leur offrant des rendements agricoles sans précédents. Toutefois, comme l'explique Guillaume Carnino[67], dès 1875, une controverse écolo-sanitaire éclate et oppose les municipalités de Gennevilliers et de Paris autour du projet de raccordement du collecteur de la Villette au réseau d'épandage. À grand renfort d'expertises, les premiers cherchent à prouver les dangers sanitaires de cet épandage massif, qui dépasse largement les capacités d'absorption de la presqu'île, les seconds veulent démontrer tant les vertus que l'innocuité du procédé : ce conflit recoupe celui opposant les riverains se plaignant des nuisances et des pollutions aux agriculteurs, qui s'enrichissent grâce à la manne financière du site, devenu en quelques années le principal fournisseur maraîcher des Halles. Si un accord à l'amiable est trouvé en 1880, « l'épandage des égouts parisiens sur la plaine de Gennevilliers ne sera définitivement stoppé qu'en 1964[68] ». D'une façon générale, les débits d'eaux noires générés par les villes dépassent rapidement les capacités d'absorption des terres environnantes : là encore, il serait trompeur de faire de l'accroissement démographique le seul facteur explicatif ; les réformes hygiénistes modifient les standards du nettoiement urbain et utilisent des quantités d'eau gigantesques[69]. C'est bien souvent au nom de la « Science », et de l'assainissement vertueux, que le modèle du tout-à-l'égout va générer des pollutions nombreuses et durables[70]. Les rejets directs dans les cours d'eau resteront légion, incitant, dès les années 1910, au développement d'usines d'épuration, productrices de nouveaux rebuts d'autant plus toxiques que concentrés. La saturation rapide de l'ensemble de ces dispositifs techniques va favoriser le développement de solutions de stockage, devenues, dans l'entre-deux-guerres, l'exutoire privilégié, et toujours « provisoire », pour le résiduel urbain.

Le développement des réseaux d'eau et d'énergie est concomitant au développement de systèmes techniques consacrés à l'évacuation « en miroir » du résiduel solide. Si Alain Gras, à la suite d'Ingo Braun et de Bernward Joerges, qualifie le réseau contemporain de gestion des déchets de « macro-système technique de second ordre », c'est bien pour souligner la façon dont cette circulation des matières déchues s'est appuyée sur le développement accéléré de réseaux de circulation des hommes, des matières et des énergies dès les prémices des sociétés thermo-industrielles[71].

La poubelle comme lieu d'enfermement...

À l'enfermement des réseaux d'évacuation des eaux, s'ajoute un enfermement des déchets solides. La mise en place des réseaux d'évacuation des eaux a fait littéralement « surgir » la question des déchets solides dans le dernier tiers du XIXe siècle. Le cas parisien est ici emblématique, notamment parce qu'il va donner un nom aux contenants désormais familiers destinés à recevoir les déchets ménagers : l'invention de la poubelle est comparable à l'entrée symbolique dans l'ère du déchet « moderne ».

Dès le début du XIXe siècle, partout, en Europe et en France, fleurissent des tentatives pour encourager l'utilisation de paniers destinés à recueillir les déchets des habitants. Mais le plus souvent, faute de moyens, les pouvoirs publics restent très laxistes. L'idée d'enfermer les ordures dans des boîtes est émise, en France, par les édiles de Caen, en 1799. Mais la décision reste longtemps inapplicable car l'acquisition des futures poubelles est possible uniquement pour les plus nantis. C'est le célèbre préfet Poubelle qui parvient, non sans peine, à imposer à la France un modèle de salubrité fondé sur le principe d'enfermement de l'immonde. Il est nommé préfet de la Seine en 1883 et publie deux arrêtés désormais célèbres les 24 novembre 1883 et 7 mars 1884. La redondance apparente de ces deux textes juridiques trahit les résistances nombreuses et violentes qu'ils ont suscitées. Les biffins et autres chiffonniers d'une part, les exploitants agricoles d'autre part sont fermement opposés à des réglementations qui tuent le métier des uns et empêchent l'accès à une ressource fondamentale pour l'activité des autres. Par ailleurs, l'administration elle-même s'oppose à la charge de travail nouvelle et réglée qu'impose cette décision. Mais, dans un contexte où les valeurs défendues par l'hygiénisme demeurent omniprésentes, ces révoltes virulentes sont peu à peu étouffées, au nom de la salubrité publique[72].

Les textes de ces décrets renferment de nombreux éléments d'intérêt pour le lecteur d'aujourd'hui. Parce qu'ils distinguent deux types de réceptacles à ordures, on peut y voir notamment une forme de proto tri sélectif : les articles 5 et 6 du second décret renvoient, par exemple, à des types de déchets qui ne peuvent être jetés dans la boîte ordinaire. Parmi eux, « les terres, gravois, décombres et débris de toute nature provenant de l'exécution de travaux ou de l'entretien des cours et des jardins, [...] les débris de vaisselle, verre, poterie, [...], les coquilles d'huîtres ». Aucun argument de protection de l'environnement n'est bien sûr invoqué, il est simplement fait référence à une forme de bon sens. Ailleurs, ce principe du tri sélectif est également vivace. À New York notamment, la distinction *garbage* (déchet) et *rubbish* (ordure) témoigne au XIXe siècle d'un souci de séparer le résiduel en fonction de sa nature : *garbage* pour l'organique en putréfaction, *rubbish* pour les déchets secs, métalliques, en bois[73]. Un contenant pour le compost, un autre pour les chiffonniers !

... et comme objet de résistances

À Paris, les pratiques initiées par Poubelle mettront au moins cinquante ans avant d'être véritablement respectées. La résistance la plus virulente vient bien sûr des chiffonniers. À tel point que peu de temps après la parution du premier décret, la nécessité de faire référence à leur activité est apparue incontournable : plutôt que d'interdire le chiffonnage en ne l'évoquant pas, on tente de l'encadrer. Alors que le premier arrêté interdisait purement et simplement les pratiques de chiffonnage, le second décret stipule « qu'il est interdit aux chiffonniers de répandre les ordures sur la voie publique. Ils pourront faire le triage sur une toile et devront remettre ensuite les ordures dans les récipients » (article 7). Les biffins disposent donc d'une heure journalière d'activité autorisée : il s'agit d'un temps de tolérance entre le moment où les poubelles peuvent être déposées sur la chaussée et celui du passage du tombereau.

Le secteur industriel s'appuie dans un premier temps sur cette longue tradition de chiffonnage. Les travailleurs du déchet revendent parfois directement à ces usines le produit de leurs récoltes. À Paris, quatre usines de traitement des déchets sont ouvertes à l'aube du XXe siècle : Saint-Ouen, Issy-les-Moulineaux, Romainville et Vitry-sur-Seine. « Chaque usine, reliée à la fois aux voies ferrées et à la voie d'eau, est disposée pour tirer de la gadoue le meilleur parti économique[74]. » Tri, broyage, trituration ou incinération sont autant d'activités que les premières tentatives de traitement industriel expérimentent en France. Dans les pays anglo-saxons, on recense également de nombreuses usines de ce type[75] : les premières expérimentations de conversion de l'incinération des déchets en énergie ont lieu à Colombus, en Ohio, et à Austin, au Texas. L'Angleterre et l'Allemagne ne sont pas en reste. En 1897 notamment, un triturateur a été connecté au moteur à vapeur de la station de pompage de Hereford[76]. Généralement, la production d'énergie s'inscrivait comme une solution pour alimenter les machines nécessaires au traitement des déchets. Parfois, on développe des « réseaux de chaleur » censés alimenter, localement, foyers, administrations et industries en chaleur ; mais, la plupart du temps, le rendement de l'incinération de ces gadoues gorgées d'eau est bien faible : la contribution de l'incinération à « l'économie des calories » reste anecdotique[77].

À ces expériences de traitement de ces matières « sans aucune valeur », il faudrait enfin ajouter l'existence de filières qui continuent à se développer autour de certaines matières caractérisées par leur rareté : s'il n'y a pas vraiment de « déchets métalliques », c'est que ces matières ne cesseront d'être récupérées puis revendues aux grossistes en ferrailles qui tirent un profit non négligeable de cette activité ; de même, pour certains papiers et cartons, de nombreuses usines de recyclage prospèrent encore avant la systématisation de l'exploitation de la cellulose végétale. Malgré la multiplication de ces tentatives, la gestion du résiduel urbain commence à représenter un coût important pour les collectivités : loin d'être « rentable », la gestion des déchets devient une charge. L'activité de tri notamment, désormais intégré à l'usine, périclite rapidement après la Seconde Guerre mondiale tant elle s'avère coûteuse du fait du mélange de plus en plus complexe des matières déchues[78].

La collecte, activité névralgique du chiffonnage, est progressivement rendue obsolète par l'arrivée de nouvelles techniques de ramassage : autotombereaux à pétrole d'abord, les premières bennes-tasseuses modernes apparaissent à Paris dans l'entre-deux-guerres. À cette mise au rebut des chiffonniers par le biais de ces diverses formes du « progrès technique » s'associe la condamnation persistante de ce corps de métier par les hygiénistes : assimilés à l'objet même de leur activité, l'appel à l'interdiction de leur métier s'inscrit comme une mesure de salubrité publique. À Paris, la Seconde Guerre mondiale et les années de pénurie auront été un sursis pour le maintien de l'activité : le chiffonnage est officiellement interdit par un arrêté du préfet de police daté du

30 novembre 1946. Les chiffonniers tentent de nouveau de s'opposer, mais ne parviennent, en compensation, qu'à un droit d'accès contrôlé aux fosses des grandes usines : cette interdiction du chiffonnage va se systématiser, en France, au cours des années 1950[79]. Les travailleurs du déchet voient leur activité disparaître au profit d'une association entre les collectivités et les industries naissantes : cette catégorie de population déjà très largement marginalisée par la nature même de sa fonction était, elle aussi, destinée à disparaître. Si l'activité de chiffonnage fait vivre environ 500 000 personnes en France à la fin du XIXe siècle, une cinquantaine d'années plus tard, la pratique est simplement interdite[80].

Accumulations : le calcul économique qui institutionnalise le modèle de la décharge

Là où le déchet constituait une ressource productive pour l'espace urbain, il tend désormais à devenir une charge, une externalité négative. Cette évolution tient pour l'essentiel à une forme de mise en économie de la gestion du déchet : on assiste à la mutation d'un modèle urbain où les ménages abandonnent leurs ordures aux services municipaux et aux chiffonniers gratuitement, vers celui où ces mêmes ménages payent le service d'enlèvement et de gestion de leurs ordures. Jusqu'à l'entre-deux-guerres ce geste d'abandon ne leur coûte rien cependant, car le modèle agro-industriel de valorisation des excreta urbains reste rentable pour les entreprises déléguées à la gestion de l'ordure. Toutefois, là où, en 1860, ces entrepreneurs devaient payer aux municipalités un droit de collecte et d'exploitation des matières résiduelles, dès la fin du XIXe siècle, ce sont les villes qui doivent payer pour être débarrassées de leurs ordures. Deux facteurs tendent à justifier ce passage d'un principe d'abandon sur le mode du don ou de l'échange, à celui de service monnayé : l'accroissement démographique urbain, puis l'accroissement des volumes de biens consommés par les ménages, dès le tournant du XXe siècle.

Dès l'entre-deux-guerres, les débouchés productifs, notamment agricoles, ayant quasiment disparu, le centre de gravité de ce système du déchet est associé à l'espace de stockage du résiduel, où le déchet devient un « absolu », et non plus un moment transitoire de la matière. C'est à partir de cette période que commence à se populariser un dicton célèbre de la profession : « Quand on tient le trou, on tient le marché. » Ce sont donc les entrepreneurs du déchet qui font les prix de la gestion, dès lors qu'ils peuvent proposer aux collectivités une forme de prise en charge verticale de leurs résidus : le service de collecte devient rentable lorsque c'est la même entreprise qui a la charge du « traitement » de l'ordure (stockage, ou, déjà, broyage et incinération).

Même si, dans la plupart des cas, la souveraineté de la gestion des déchets demeure une affaire locale, on passe d'une économie fondée sur des échanges entre acteurs multiples (foyers, chiffonniers, municipalités, industries, agricultures et entreprises du déchet) à un modèle constitué par deux pôles : producteurs-payeurs (foyers et municipalités) et gestionnaires-prestataires (municipalités et entrepreneurs). La privatisation du secteur de la gestion des déchets tendant à s'accentuer tout au long du XXe siècle, ce schéma se simplifiera encore davantage avec la quasi-généralisation, en France, du principe de délégation de service public : d'un côté, les ménages qui financent par l'impôt ou la taxe d'enlèvement des ordures, de l'autre, la collectivité, qui paye un prestataire de service pour « se débarrasser » de ses déchets. La « délégation de service public » est la solution majoritairement choisie par les collectivités locales françaises, mais ne constitue pas le seul modèle d'interaction[81]. Ici, il faudrait développer certaines disparités régionales : si la Grande-Bretagne, dans une logique de libéralisation de son économie, va aller jusqu'à interdire la régie publique des déchets afin de garantir la mise en concurrence du secteur, la plupart des pays européens vont conserver la logique d'un partenariat public-privé. Dans tous les cas, pour « gagner des marchés », le prestataire a tout intérêt à proposer les tarifs les plus avantageux aux collectivités : durant l'essentiel du XXe siècle, la mise en décharge demeure la solution la moins onéreuse, et donc la plus rentable et répandue.

Cette mutation des pratiques et des représentations liées aux déchets s'accompagne de la multiplication d'espaces dédiés à leur simple stockage. Dans les faits, les accumulations de déchets dans et à proximité immédiate des grandes villes ne cessent de proliférer : s'il s'agit bien de décharges, elles sont « sauvages » et dénoncées par la plupart des habitants comme des nuisances. La ville moderne avait prétendu repousser toujours plus loin des yeux et des narines les rebuts en tous genres, matériels ou humains. Mais, face à la raréfaction des exutoires productifs, les résidus urbains sont omniprésents. Et leur « traitement » devient une charge économique croissante pour les collectivités. En inventant les décharges contrôlées, les villes renoncent à leur lutte contre les déchets et institutionnalisent, du même coup, le principe d'abandon. L'inspiration vient d'Angleterre qui, au début du XXe siècle, met en place les premiers *sanitary landfills,* ou véritables « mille-feuilles » de déchets, alternant couches détritiques et couches de matières inertes de 2 mètres au plus, censées limiter la production de lixiviats. Dérivé du latin *lixivius,* ou « eau qui sert à laver », le terme désigne toutes les formes de liquides résiduels produits par la percolation de l'eau à travers un matériau (le café est donc dans sa forme liquide un lixiviat). L'expression a été très vite adoptée par les gestionnaires de sites de dépôts de déchets pour désigner les « produits liquides » de leurs sites : la plupart du temps, c'est l'eau de pluie qui est en jeu et qui participe à la dispersion des substances chimiques (organiques ou non) présentes dans les accumulations détritiques.

La solution de la décharge contrôlée est particulièrement débattue dans l'entre-deux-guerres[82]. Pour certains, l'installation de ce type de dépôts ne pourrait être envisagée qu'à une grande distance des villes, entraînant une augmentation considérable des coûts de transport : d'abord comprises comme un retour en arrière, on doute largement de la capacité des collectivités à réellement contrôler ce qui se passe dans ces dépotoirs à ciel ouvert. Malgré les résultats médiocres des expérimentations de décharges contrôlées[83], le principe d'abandon est systématisé : pour preuve l'exemple célèbre de la décharge d'Entressen, située sur la commune de Saint-Martin-de-Crau dans les Bouches-du-Rhône, dont l'ouverture, dès 1912, correspond au renoncement à l'exploitation agricole des ordures ménagères de la région marseillaise. Ce site, considéré comme la plus grande décharge à ciel ouvert d'Europe, recevra l'essentiel des déchets de l'agglomération jusqu'en 2010. Un siècle d'abandon s'y retrouve aujourd'hui entassé.

Si la décharge contrôlée s'érige en idéal après 1945, en modèle à suivre, la réalité de leur mise en œuvre demeurera souvent très lente, voire inexistante : en 1975, les deux tiers des ordures ménagères produites en France croupissent en décharges « brutes », ou « sauvages »[84]. Les résistances locales sont fortes dès lors qu'un projet de décharge est envisagé par une collectivité. Dans les années 1980, les acteurs institutionnels parlent même de « syndrome NIMBY », acronyme de *Not in my backyard*, pour désigner ces mouvements locaux d'opposition à l'installation de structures potentiellement créatrices de nuisances (sites de production de produits chimiques, incinérateurs, base militaire ou même école, jardin d'enfants). S'il est décrit comme un « syndrome », c'est qu'il désigne l'attitude de ceux qui s'accordent pour affirmer le bien-fondé, l'utilité de la mise en place de telle ou telle infrastructure, mais qui refusent d'être confrontés à ses éventuelles nuisances. Le NIMBY sera, entre autres facteurs, une des raisons expliquant le développement de dispositifs locaux de concertation, permettant, en amont de la réalisation de certains projets, de « sensibiliser » les riverains afin d'améliorer « l'acceptabilité » de certaines mises en œuvre techniques[85].

L'incinération est déjà la principale solution concurrente à la mise en décharge : le feu apparaît comme la technique la plus hygiénique pour désamorcer le caractère d'immondice du déchet, plus encore, ses sous-produits, ou mâchefers, permettent déjà de fabriquer quelques matières premières pour la construction (des briques notamment). Mais cette solution est coûteuse et la solution du stockage raisonné va finir par trouver sa légitimité, comme solution de secours ou d'attente, y compris parmi les plus fervents défenseurs de l'incinération[86]. On assiste alors à une industrialisation progressive de la gestion des déchets. Et malgré les oppositions locales qui tentent de s'opposer à la construction de telles infrastructures, du point de vue des principaux acteurs de la gestion des déchets, la multiplication des incinérateurs jusqu'aux lendemains de la Seconde Guerre mondiale n'est en aucun cas associée à un quelconque risque de pollution atmosphérique, ni à une augmentation des nuisances pour leurs riverains : « jusqu'aux années 1950, les incinérateurs n'étaient quasiment jamais vus comme des sources de nuisances, mais bien comme la solution hygiénique au problème des ordures et des décharges[87] ».

À côté des « solutions » terrestres pour absorber la surabondance détritique, la mise en décharge en mer ou en milieu océanique s'étend, et reste autorisée par la loi jusqu'au milieu des années 1970. L'immensité océanique apparaît comme un « ailleurs » de choix vis-à-vis des centres de vie : elle échappe tant au problème du NIMBY, qu'à celui de la pression foncière. Pourtant, aux États-Unis notamment, l'abandon à la mer a été critiqué dès l'entre-deux-guerres : en 1933, les villes côtières du New Jersey ont poursuivi en justice la ville de New York pour ses rejets en mer souillant leur littoral. Ce procès aboutira à l'interdiction, à l'échelle fédérale, du dépôt de déchets municipaux en milieu océanique dès 1934. Pourtant, parce que certaines récoltes détritiques échappent à cette décision, jusqu'à la fin des années 1960, on estime que 50 millions de tonnes de déchets ont été rejetés à l'océan. En effet, les abysses océaniques restent longtemps l'exutoire privilégié des déchets dangereux, toxiques et nucléaires notamment. Au milieu des années 1970, il existait près de 120 sites océaniques de décharge légale d'ordures, sites supervisés par les gardes-côtes américains[88].

Là encore, c'est en repoussant toujours plus loin des espaces de vie humains les sites de dépôt qu'une solution toujours présentée comme provisoire semble pouvoir être trouvée.

À l'inverse, ce principe du dépôt en mer s'est présenté comme une opportunité à saisir pour faire de la décharge une avancée de la terre sur la mer. L'exemple le plus célèbre est peut-être celui de Yumenoshima, littéralement « l'île de rêve », émergeant, en plein cœur de Tokyo, à la suite de près de trois siècles d'amoncellement informel de déchets. C'est à partir de la fin des années 1950, lorsque l'accumulation détritique affleura à la surface des eaux, que le projet de viabiliser le site fut conclu[89]. On y retrouve aujourd'hui notamment un centre de loisirs et une serre avec jardin botanique. D'autres exemples témoignent d'un abandon perçu sur le mode de la solution : l'aéroport de Haneda à Tokyo, et le John Fitzgerald Kennedy de New York sont tous deux installés sur des sites, aquatiques pour l'un, marécageux pour l'autre, remblayés par l'accumulation de déchets municipaux.

Le « stockage » des déchets en mer ne sera officiellement interdit, à l'échelle internationale, qu'à partir de la signature et de la ratification de la convention internationale de Londres en 1972. Toutefois, certaines familles de déchets ne sont, à cette époque, pas encore concernées par le protocole international : pour les déchets nucléaires, qu'ils soient à faible ou haute radioactivité, le stockage en mer n'est interdit qu'en 1993 et l'ensemble des déchets toxiques qu'en 1996[90]. Censé faciliter l'application du principe de précaution, ce dernier protocole autorise toutefois quelques exceptions, et non des moindres, sur le principe de la « liste inversée » (le rejet en mer de l'ensemble des déchets non inscrits sur cette liste étant, *de facto*, interdits par le protocole) : des déblais de dragages aux boues d'épuration, des déchets issus de la production industrielle des poissons en mer à l'ensemble des déchets organiques d'origine naturelle, en passant par les navires, plateformes et autres ouvrages artificiels en mer, et les déchets à risques, produits sur des territoires insulaires, qui n'ont pas les moyens de les traiter sur place ou de les exporter... En bref, l'océan poubelle a encore de beaux jours devant lui !

Tout au long du XXe siècle, en s'institutionnalisant comme « produit d'un abandon », le déchet a été exclu à la fois des centres de vie et, en même temps, du champ de la perception des jeteurs.

Temps de guerre et temps de paix : comment « jeter » est devenu un art de vivre

Au sein d'un régime dominant du déchet « moderne », « abandonné », les deux guerres mondiales sont des moments où la pénurie généralisée a, un temps, contredit ce mouvement de mise à l'écart du résiduel. Des pays tout entiers tournés vers l'effort de guerre ne pouvaient se permettre de générer des restes. L'industrie militaire américaine s'est notamment appuyée sur la récupération du caoutchouc ou des métaux des ménages[91].

Toutefois, cette participation des foyers à l'effort de guerre par la récupération, le réemploi, la frugalité même, doit être tempérée. L'historienne Susan Strasser démontre notamment très finement combien les fameuses *scrap drives* ont été davantage utiles à la propagande qu'à la collecte effective de matériaux stratégiques. Coûteuses à organiser et peu rentables du point de vue des matériaux réellement collectés, ces « tournées de récupération » organisées par l'État fédéral américain et souvent réalisées par les ménagères pendant la guerre ont été l'occasion de permettre au plus grand nombre de croire contribuer à l'effort national sans pour autant constituer un sacrifice important. En effet, ce qui était destiné aux camions de collecte était la plupart du temps des objets déjà destinés à la mise au rebut.

Autrement dit, paradoxalement, cette période de guerre toute orientée vers la question de la récupération a moins contribué à renforcer la tendance traditionnelle à conserver ou réparer ces objets du quotidien qu'elle n'a permis d'introduire de nouvelles habitudes, de nouvelles pratiques quotidiennes, au premier rang desquelles la mise au rebut tient une place de choix.

Même s'il faudrait détailler plus longuement les résistances sociales à cette tendance à l'abandon pur et simple[92], il reste possible d'affirmer que, paradoxalement, ces expériences partagées de pénurie ont été un terreau fertile pour le développement du consumérisme de masse après guerre. La fin du rationnement alimentaire, l'esprit de la libération ou encore les efforts de reconstruction de nations entières semblent avoir été des catalyseurs pour bâtir sur les ruines de ces conflits un monde matériel aux promesses d'abondance sans limites. C'est en effet sur la base de recherches militaires que de nombreuses innovations d'après guerre vont finir d'asseoir de nouveaux standards de propreté domestique et d'aisance quotidienne. Barquettes et cannettes en aluminium, sachets alimentaires individualisés, les foyers d'après guerre commencent à acheter des biens munis d'emballages multiples et s'habituent à consommer des produits à usage unique. Certains produits jetables existent déjà depuis le milieu du XIXe siècle et vont préparer le terrain à l'explosion d'après guerre. Les premiers biens de consommation à usage unique datent des années 1860 : les cols et manchettes en papier destinés aux chemises pour hommes sont déjà présentés comme des moyens de simplifier le quotidien domestique. Plutôt que de laver chaque jour ces cols salis par la sueur, il suffit de les mettre au rebut, et de les remplacer par des cols et manchettes neufs[93] ! De la même façon, la firme Johnson & Johnson met en vente la première serviette hygiénique jetable, la « Modess », au tournant du XXe siècle[94].

La « jetabilité » devient un argument récurrent de vente aux lendemains de la guerre : le fait de mettre à la poubelle est bien plus qu'un moyen de simplifier le quotidien, c'est désormais un véritable « art de vivre » de la modernité. Cette période connaît une promotion sans équivalent du jetable, discours publicitaires et autres journaux féminins insistant toujours davantage sur le caractère libératoire de ces produits. Un article de 1951 issu du magazine *Woman's Home Companion* souligne que les produits jetables offrent l'opportunité de « balancer à la poubelle [ses] problèmes de vaisselle et de lessives[95] ». Un vent de liberté souffle sur les sociétés occidentales : l'acte de mise au rebut devient, dans la culture du consumérisme de masse naissant, un geste libératoire, presque jouissif.

On jette alors beaucoup plus allégrement qu'auparavant, et les biens matériels ne sont pas les seuls concernés. La pesanteur des heures noires de la guerre a pu encourager un mouvement plus général d'enfouissement des histoires individuelles : le jeteur semble à même d'abandonner autant d'objets que d'éléments de son histoire intime, il renonce plus aisément à ses appartenances communautaires, religieuses ou politiques[96].

Le déchet normalisé ou la présence pathologique des déchets

Parce qu'il semble possible d'affirmer que le déchet est « inventé » pendant cette période, qu'il tend à avoir une existence autonome, dissociée et en aval de la logique de production, il faut donc lui trouver une place dédiée. La normalisation du principe d'abandon s'enracine dans un processus d'élimination graduée du déchet : de sa « mise au seuil » de l'espace domestique à son exclusion de la ville. Ce mouvement d'élimination de l'ordure est largement soutenu par des discours qui, sous couvert de scientificité, naturalisent l'idée selon laquelle la concentration et la gestion rationnelle des résidus urbains présentent des intérêts à la fois sanitaires et économiques.

Le déchet doit être déposé ou traité « ailleurs », loin des centres de vie. Les décharges et l'ensemble des infrastructures de traitement des déchets tendent non plus uniquement à réinsérer le rebut dans un processus productif, mais se mutent progressivement en « exutoires » : hérité du champ médical, ce terme est aujourd'hui privilégié pour désigner les lieux de devenir des déchets – de la décharge au centre de valorisation énergétique. Autrement dit, il s'agit à chaque fois de ménager l'accès à un « dehors », à un extérieur, pour des organismes menacés par la saturation liée à l'accumulation de substances présumées invasives. En « l'excluant », on banalise le déchet : il apparaît comme une condition, une des conséquences nécessaires à la vie moderne. Cette banalisation du principe du jeter permet de répondre aux nouveaux standards de l'hygiène et de la propreté, à certains impératifs économiques, mais entend également simplifier le travail domestique. L'avènement du jetable est vécu comme un gain de temps, d'efficacité. Le développement de ces produits et la multiplication des emballages sont à rapprocher d'une culture moderniste fondée sur la promotion de l'efficacité, de la propreté, et du caractère toujours remplaçable des objets de la vie quotidienne[97].

La logique d'abandon déplace les enjeux de la réintégration des déchets dans les circuits économiques et sociaux : jusqu'alors appréhendés comme « carburants » potentiels de l'industrialisation, ils deviennent une externalité négative qui, par conséquent, encourage le développement d'une industrie dédiée de gestion et de traitement du détritique. Mais l'objectif de cette industrie florissante consiste avant tout à ménager des exutoires, à éliminer, mettre au seuil des espaces de vie ces matières déchues. Cette logique d'abandon est intimement corrélée à une promesse de contrôle. C'est pendant cette période que certaines innovations techniques viennent concrétiser les promesses d'un confort résolument moderne : l'apparition des vide-ordures, dans les grandes villes américaines à la fin des années 1920[98], et la mise en place des premiers réseaux de chaleur alimentés par l'incinération des déchets ménagers préfigurent l'avenir d'une gestion « souterraine » et maîtrisée des déchets, loin des yeux et des narines de citadins toujours plus nombreux. Dès lors, le développement de ces réseaux techniques de gestion du déchet pourrait tenir place d'infrastructures dédiées à la fabrique d'un camouflage de la chose détritique : des entreprises de refoulement, de fabrication d'un déni ordinaire.

Ce moment de l'histoire du déchet peut être appréhendé comme celui de « l'apprentissage de l'oubli » pour les jeteurs.

À travers l'émergence d'espaces dédiés à l'abandon et à la systématisation d'une gestion organisée de l'ordure, on institutionnalise la formule attribuée à tort au préfet Poubelle : « Fermez le couvercle, et n'y pensez plus ! [99] » L'usager, le jeteur, ne doit plus avoir à se soucier du devenir de cela même qu'il choisit d'isoler au sein de sa poubelle : le danger de souillure est désamorcé, la gestion du risque d'envahissement détritique demeure la charge d'un tiers, pourtant largement indéterminé.

Désormais soustrait de l'espace urbain, le déchet n'est plus un simple marqueur, une trace visible de l'activité sociale, il en constitue désormais une empreinte, en négatif, le plus souvent invisible. Sous l'impulsion de l'idéologie hygiéniste, le déchet devient une externalité pathologique pour la ville. Paradoxalement, l'élimination des déchets ne fait que renforcer le caractère inquiétant de leur présence imperceptible : l'idéal de la ville propre exclut le déchet à l'extérieur des espaces de vie, autant qu'il associe la présence des déchets à un mal à combattre.

Après ce parcours pluriséculaire, le chapitre suivant analyse les mutations les plus récentes de nos relations aux déchets, et ce à partir du « tournant environnemental » des années 1970. Le « problème des déchets » va tendre à quitter le champ de la perception immédiate, résolument localisée, vers celui de la représentation d'enjeux globaux, moins perceptibles, et pour lesquels les discours scientifiques, politiques et médiatiques vont jouer un rôle central. Dans le « monde clos », c'est à l'intérieur des structures anthropiques que le déchet semble pouvoir légitimement se muer : désormais, les déchets ne doivent plus quitter la « technosphère ». Il est devenu impératif de ménager un *dehors, dedans.*

2.

LA SOCIÉTÉ DU RECYCLAGE OU COMMENT LES DÉCHETS SONT DEVENUS UN PROBLÈME ENVIRONNEMENTAL

> On a affaire à des montagnes. Il faut aller visiter une usine, celle d'Issy-les-Moulineaux, celle d'Ivry ou celle d'Entressen à Marseille. Quand on se retrouve face à ces fosses immenses remplies de déchets, c'est une image que l'on garde en mémoire. À Marseille, c'est un train entier qui arrive chaque matin. Pour une grosse agglomération, on est face à des quantités impressionnantes, donc forcément, la réponse des ingénieurs, c'est faire des machines impressionnantes en face[100].

Les « Trente Glorieuses » constituent un moment décisif dans la mutation de nos rapports avec les déchets : après une longue période marquée par un effort collectif pour collecter et conserver les résidus des activités domestiques, cette période de croissance économique va offrir l'occasion de l'épanouissement d'une désinhibition sans précédent. Jeter y devient un acte fédérateur, marqueur d'un temps nouveau : le déchet devient le carburant privilégié d'une croissance plus que jamais vénérée. Mais, rapidement, la grande accélération en cours semble montrer des signes de débordement : on remplit les décharges jusqu'à saturation, les exutoires manquent pour juguler la profusion de ces restes encombrants.

Entre 1965 et 1975, la question de la gestion des déchets se retrouve propulsée au premier rang de la « mise en problème public » des enjeux écologiques. Là où le déchet était jusque-là resté confiné au champ d'intervention des politiques locales de développement urbain, le « tournant » des années 1970 va entraîner l'ensemble de la problématique vers des questions, plus globales, liées à l'économie des ressources naturelles, à l'écologie et à l'environnement. Dès 1965, c'est d'abord en Amérique du Nord que sera promulgué le Solid Waste Disposal Act, dans lequel, pour la première fois, la logique d'augmentation perpétuelle du stockage des déchets solides et ses conséquences sur le développement de pollutions diverses seront présentées comme un problème écologique majeur. Rédigé sous l'impulsion de l'administration de Lyndon B. Johnson, ce texte se fait l'écho d'un rapport alarmant du département américain de la santé et de l'éducation mettant en cause les conséquences de la surconsommation sur l'environnement. Des taux élevés de production et de consommation de biens matériels ont créé

> un problème d'élimination des rebuts qui dépasse les ressources et infrastructures de gestion des déchets [existantes]. [...] les effets de ce problème sont évidents et épouvantables – des nuages flottants de fumées s'échappant de centaines de milliers d'incinérateurs hors d'âge et saturés, de feux à ciel

> ouvert dans les dépôts urbains [...] d'hectares d'automobiles abandonnées rouillant les périphéries des plus grandes villes, et de véritables montagnes de déchets fumants abandonnés à proximité des exploitations minières[101].

Si la description s'attache encore essentiellement à des pollutions perceptibles, un « problème du déchet » semble ressurgir des lieux mêmes qui s'étaient érigés en « solutions » pour répondre aux effets de saturation des espaces urbains.

Or, c'est également pendant cette période de globalisation de la consommation de masse que se font entendre les critiques nombreuses dénonçant cette civilisation de la poubelle, cette économie fondée sur le gaspillage des ressources et sur la pollution des milieux naturels. On peut ici faire référence à une vague de travaux de vulgarisation scientifique dévoilant ces catastrophes en cours et à venir. Parmi les pionniers d'une écologie scientifique visant une prise de conscience du grand public, la biologiste Rachel Carson est systématiquement citée. *Silent Spring*, publié en 1962, dans lequel elle dénonce les méfaits de l'usage intensif des pesticides et le caractère cancérigène du DDT – dichloro-diphényl-trichloroéthane –, est souvent assimilé à un texte fondateur de l'écologie politique[102] : Carson met déjà en perspective le rôle des industries productrices de ces molécules tentant de camoufler les dangers effectifs de ces substances. Quelques années plus tard, un autre biologiste, l'Américain Barry Commoner, publie *Science and Survival*[103] puis, en 1971, *The Closing Circle : Nature,*

Man and Technology[104]. En exposant ses « quatre lois de l'écologie », celui-ci souligne l'absence « d'ailleurs » disponible sur Terre. Il s'agit déjà d'un appel à une forme de prise de conscience de la finitude écologique de la Terre. On commence à parler d'une véritable « crise du déchet » : dans la foulée des premières critiques de la « société de consommation », des auteurs, parmi lesquels Vance Packard fait figure de précurseur[105], tendent à populariser une argumentation démontrant l'absurdité d'une civilisation contemporaine fondée sur la logique de gaspillage. Packard, qui s'intéresse moins aux déchets en eux-mêmes qu'aux logiques industrielles susceptibles de les générer, va dénoncer les ressorts de l'obsolescence programmée, un demi-siècle avant qu'une loi ne vienne, en France, tenter de la réglementer.

Dans ces discours critiques nombreux, les déchets sont abordés comme des opérateurs critiques des sociétés industrielles : leur abondance, d'abord, mais également leur nature devenue « ingérable », incontrôlable, matérialisent pour ces auteurs l'impasse dans laquelle s'est engouffré un modèle productiviste de développement, fondé sur la consommation de masse. Des propositions alternatives se multiplient : autour des travaux d'Ivan Illich, notamment, la recherche d'un nouveau modèle social irrigue les expérimentations d'une écologie politique en train d'émerger[106]. « Convivialité », « sobriété », critique des « grands systèmes » ou promotion du *small is beautiful* : autant de concepts omniprésents dans les initiatives communautaires qui se multiplient autour de ce « tournant » environnemental des années 1970.

Mais, faute de prendre au sérieux ces appels répétés à un changement profond de paradigme, les sociétés industrielles vont tenter de transformer ces « fuites détritiques » en des ressources pour penser les conditions de leur renouveau : si le déchet « abandonné » pose problème, alors il faut le recycler ! En d'autres termes, on peut reprendre les termes proposés par Andrew Dobson pour décrire ce qui s'est joué à l'endroit des déchets pendant cette période. Plutôt qu'une véritable *écologisation* du social, défendant « qu'une existence soutenable et épanouissante présuppose des changements radicaux dans notre relation avec le monde naturel non humain, et dans nos modes de vie sociaux et politiques », l'*environnementalisation* des déchets « défend une approche managériale des problèmes environnementaux, convaincu par la croyance que ceux-ci peuvent être résolus sans changements fondamentaux dans les valeurs présentes ou dans les systèmes de production et de consommation[107] ».

Le processus d'environnementalisation que ce chapitre vise à décrire correspond moins à une dynamique de transformation des représentations de ce que sont les déchets qu'à une tentative de résolution d'une hypothétique « crise du déchet », sur le mode managérial, celui du contrôle absolu des flux détritiques. L'histoire se répète : « Au XIXe siècle, le discours du recyclage était, aussi et déjà, un discours de défense de la part des industriels, une forme de *greenwashing* avant la lettre[108]. »

Du local au global : le *verdissement stratégique* du déchet

Le basculement de la question des déchets vers la question environnementale est indissociable de l'avènement d'un discours écologique critique, qui va très largement influencer les politiques publiques de cette fin du XXe siècle : c'est notamment en s'appuyant sur l'écho favorable des thèmes écologiques dans l'opinion que les industries comme les acteurs politiques du déchet vont progressivement se transformer en entreprises de « protection de l'environnement ».

Plus qu'une réponse politique à une prise de conscience collective des enjeux écologiques globaux, la diffusion élargie des thématiques liées à l'environnement a constitué une opportunité pour résoudre une crise sociale et technique de la gestion des déchets, associant la problématique de la saturation des décharges à celle des « nimbystes », terme péjoratif pour désigner des résistances locales générées par l'installation de nouveaux sites industriels. Loin d'une remise en cause d'un modèle sociotechnique dominant « débordé par ses déchets », la mutation environnementale du déchet est devenue un argument supplémentaire pour légitimer l'impératif de contrôle accru des flux de matières résiduelles.

La thèse que je défends ici est simple et validée par d'autres dans de nombreux autres secteurs industriels : ce mouvement « d'environnementalisation » d'un pan entier de l'activité de gestion des déchets doit être compris d'abord comme un « verdissement stratégique[109] », une stratégie de *greenwashing*, largement profitable pour certains acteurs économiques du déchet. Plus qu'il n'a été critiqué, le paradigme moderne du déchet a été en un sens renforcé sous l'influence du développement durable : l'ère du déchet abandonné a laissé place à celle du déchet *pour* la technique.

S'inspirant du cas français très largement structuré par l'évolution de la législation européenne, il est possible de distinguer trois périodes dans la construction de ce paradigme contemporain du déchet. Entre le milieu des années 1970 et le début des années 1990, d'abord, le déchet est érigé au rang de problématique globale de l'environnement : le principe d'organisation de l'action publique demeure « l'élimination ». C'est à cette période où apparaît la première définition légale du déchet que naît une véritable politique nationale dédiée[110], autour, notamment de la création, en mai 1976, de l'ANRED (Agence nationale pour la récupération et l'élimination des déchets). La multiplication de crises, scandales et autres conflits locaux vont participer à une certaine mise en débat public de la question détritique ; or, ces conflits concernent davantage les déchets dits « dangereux » que ceux qualifiés, encore, « d'ordures ménagères et résiduelles » (OMR) sur lesquels se focalise déjà l'action publique.

Puis, la décennie 1990 verra s'institutionnaliser la question de la participation des usagers à une entreprise de gestion du résiduel en cours de mondialisation. En France, la loi dite de « 1992 » est le tournant décisif de cette responsabilisation de l'usager[111].

Elle suit de quelques mois le décret « Éco-Emballage[112] », qui fonde notamment l'institution chargée de collecter les cotisations des producteurs d'emballages au financement d'une filière de « valorisation » et institutionnalise dans le même mouvement, le principe de la récupération des emballages et de la collecte sélective « à la source ». Cette réforme législative introduit notamment le principe de responsabilité élargie du producteur (REP), concernant les déchets d'emballage et ceux dits industriels : la logique du « pollueur-payeur » va s'étendre à l'ensemble des acteurs du déchet, usagers compris[113]. Cette loi programme la « fin des décharges » pour le début des années 2000 : date à partir de laquelle le stockage de déchets « bruts » devra être considéré comme illégal.

Enfin, au début des années 2000, l'objectif de réduction et de « prévention à la source » des déchets semble apparemment entrer en contradiction avec les intérêts défendus par les industries de production et celles de la gestion des déchets. L'année 2002 est le dernier jalon de ce découpage de l'histoire récente des déchets et de leur gestion. Le deuxième alinéa de l'article L541-24 du code de l'Environnement prévoit qu'à compter du 1er juillet 2002, seuls les déchets ultimes peuvent être admis en décharge : seuls les déchets ayant été incinérés peuvent rejoindre, dès lors, des centres d'enfouissement technique. C'est bien à l'échelle européenne que la réduction des déchets à la source est mise à l'agenda : reste à comprendre ce qu'est véritablement, dans l'esprit du législateur, la « source » en question.

Au cours des quarante dernières années, la multiplication de textes juridiques encadrant tant la définition du déchet que les modalités de sa gestion témoignent d'une nouvelle façon d'envisager la question détritique. Cette inflation législative est à comparer à l'incroyable silence juridique à l'endroit du déchet pendant la période précédente : d'un déchet oublié, son mode d'existence contemporain semble l'avoir transformé en « superstar » des politiques publiques.

La mutation environnementale du déchet correspond également à l'apparition d'un « problème public » du déchet : c'est à travers la question écologique que le déchet s'érige en objet de préoccupation collective, d'inquiétude pour le grand public. D'un déchet dont il ne fallait pas se soucier – « Fermez le couvercle et n'y pensez plus ! » –, on passe progressivement à un déchet qu'il s'agit de contrôler, dès le moment du jeter, dès l'espace domestique : longtemps oublié, le déchet est ainsi progressivement associé à une menace, un danger diffus face auquel l'individu se doit de prendre position. La normativité des hygiénistes, principaux promoteurs des systèmes productifs de traitement des déchets au XIXe siècle, a trouvé une continuité dans l'émergence de cette « nouvelle » normativité, inspirée par ce tournant environnemental.

Enfin, le déplacement de la question détritique du local vers le global ne pourrait être analysé avec pertinence sans prendre en considération l'apparition d'un marché mondial du déchet et de sa gestion, dans lequel ces enjeux environnementaux sont très tôt apparus comme une opportunité stratégique de développement.

Waste management ou le business de la gestion des déchets

Si l'existence d'un marché mondial des matières premières secondaires est une réalité depuis le milieu du XXe siècle, les flux matériels en jeu concernent, d'abord et avant tout, le champ des déchets industriels. La création du Bureau international de la récupération, dès 1948, intervenant à tous les niveaux des processus liés aux déchets – des modes de récupération aux modes de transport, à la destruction ou à la valorisation des déchets industriels – en est une illustration marquante[114]. Concernant la gestion des déchets ménagers, c'est un peu plus tardivement que se constituent des conglomérats internationaux de la propreté, soulignant le caractère désormais internationalisé du système technique du déchet : la mondialisation de l'économie est passée aussi par l'internationalisation de la question détritique. En 2012, le marché de l'import-export des déchets représentait 1 % de l'ensemble du commerce mondial, soit deux fois plus qu'en 2003[115] ! La Chine demeure aujourd'hui le premier importateur mondial et les États-Unis le premier exportateur. La tendance va donc dans le sens d'une augmentation exponentielle de la circulation des déchets. Or, l'orientation du flux mondial détritique, des Nords vers les Suds, vient aujourd'hui directement questionner les bénéfices environnementaux et sociaux liés à cette internationalisation de la gestion des déchets.

Autour des chocs pétroliers du début des années 1970, le phénomène de raréfaction des ressources matérielles devient un enjeu majeur de la politique internationale. Cette transition depuis une conception des stocks envisagés comme illimités vers une prise en considération de l'épuisement probable de certains gisements va transformer profondément les objectifs liés à la récupération de certaines familles de matériaux, et notamment des métaux, des papiers et des cartons[116], même lorsque ceux-ci se trouvent très dispersés au sein des gisements détritiques. On assiste alors à la naissance de ce marché rentable pour ces matériaux récupérés et au développement d'une industrie, fonctionnant au ralenti en Amérique du Nord ou pratiquement disparue en Europe depuis les années 1930, et visant à faire de ces déchets de nouvelles « ressources ». Divers travaux attestent de l'apparition d'une industrie particulièrement concentrée du déchet entre les années 1970 et la fin des années 1980 : parmi eux, ceux de Harold Crooks font figure de référence, tant, à partir du cas nord-américain, ils dessinent les contours d'un modèle industriel fondé sur la gestion d'un gisement de matières premières « secondaires » jusqu'ici délaissé[117]. L'auteur montre que d'un secteur très éclaté, constitué d'une infinité de petites entreprises de collecte et de récupération des déchets ménagers, le marché américain de l'ordure s'est rapidement structuré autour d'une poignée de multinationales, phagocytant les plus petits acteurs de la filière.

Une poignée d'acteurs privés détient aujourd'hui l'essentiel du marché des déchets ménagers. Parmi ces groupes, la société américaine Waste Management Incorporated est certainement la plus célèbre, car elle a prêté son nom à ce secteur industriel : elle représente aujourd'hui le troisième plus gros chiffre d'affaires mondial dans le secteur de la gestion des ordures ménagères et assimilées dans le monde[118]. Mais les champions du monde des déchets sont ailleurs ! Ce sont les vagues de privatisation des grandes entreprises françaises de gestion de l'eau qui ont vu naître les deux plus grands « géants des ordures » que sont Veolia Environnement et Sita Environnement, filiale de Suez. Ces deux fleurons de l'industrie nationale caracolent en tête du classement mondial des géants de la gestion des déchets solides. Ces multinationales, en situation de quasi-duopole[119], ont très largement participé à l'émergence des modèles économiques et techniques alternatifs à la simple « mise en décharge ». Un ancien cadre de l'industrie des déchets résume ainsi le rôle joué par l'industrie dans la mutation environnementale des déchets :

> [...] le business des ordures, car c'est un business, c'est clair, c'est des gens qui rejettent des choses et une collectivité, qui prend en charge le service [...]. Il y a très longtemps, les collectivités avaient des services qui emmenaient ça dans une décharge, dans un trou et le trou se remplissait. Sous les contraintes de

l'écologie, l'Europe qui ne veut plus de décharges, la pollution, les habitants qui ne veulent plus de décharges, etc., ça a fait éclater ce truc simple du service public-décharge par des collectivités qui étaient très contentes de voir arriver des gens, des sociétés privées qui disaient « on prend tout en charge » [120].

Du « tournant environnemental » à la libéralisation de la gestion des déchets

Si l'accroissement de la puissance des grands groupes de la propreté s'est fondé sur la réforme « environnementale » du déchet, cette dernière doit être pensée dans un contexte politique et économique international élargi. Face à la poussée d'une « prise de conscience » des enjeux écologiques qui s'exprime dans l'émergence d'un multilatéralisme environnemental au sein de grandes institutions internationales (par exemple au sein du Programme des Nations unies pour l'environnement, créé en 1972) critiquant les « impasses de la croissance et le modèle de développement des pays du premier monde[121] », un mouvement opposé de défense des intérêts économiques pour limiter les régulations environnementales va finir par prendre le dessus, engageant ce que certains historiens qualifient de « tournant néolibéral des politiques environnementales » au cours des années 1980. Faute de pouvoir ici détailler avec précision les stratégies de marginalisation des discours critiques se multipliant alors, on peut par exemple rappeler que l'administration Nixon ayant créé en 1970 l'Environmental Protection Agency (EPA) va, pratiquement au même moment, travailler à « ramener les environnementalistes et les administrateurs de l'EPA à la raison de l'*Homo œconomicus* en faisant jouer un rôle croissant à l'analyse économique dans l'évaluation des régulations environnementales[122] ». Autrement dit, plus qu'une « écologisation de l'économie », cette période sera celle de la « mise en économie de l'environnement », une stratégie visant à faire de l'économie de marché un moyen pour générer des bénéfices économiques *et* environnementaux. Entre la déclaration de Stockholm en 1972, et celle de Rio en 1992, force est de constater la victoire d'un environnementalisme de marché sur la recherche de solutions de régulation publique. « Par le développement de représentations de la nature et de savoirs économiques formalisés durant la guerre froide visant à limiter l'intervention gouvernementale dans le champ de l'économie, un nouveau régime de gouvernementalité néolibérale de l'environnement s'est ainsi progressivement établi[123]. »

Pour atteindre ses objectifs « environnementaux », la « bonne » gestion des déchets se doit donc d'être aussi rentable que possible. Non seulement les grandes firmes du déchet tirent profit de leur activité de collecte et de tri des déchets ménagers, mais, de surcroît, il leur est possible de tirer un profit chaque jour moins négligeable des produits de la valorisation de ces rebuts : matières premières et énergie extraites du traitement des déchets deviennent une nouvelle ressource, le plus souvent exploitable par ceux chargés de leur gestion.

La tendance à la concentration d'un marché des ordures toujours plus internationalisé tient à la logique d'intégration de l'ensemble des étapes de la gestion des déchets par les mêmes acteurs industriels. Pour garantir une profitabilité maximale, un « marché de collecte municipale » n'est rentable que si les exutoires en jeu appartiennent à l'entreprise chargée de la collecte. En se « greffant » sur les réseaux de distribution de l'eau ou de l'énergie, le système technique du déchet tend à tirer profit de ces « synergies nouvelles ».

En France, les groupes Veolia, Suez-Sita et TIRU sont à l'origine des entreprises publiques de gestion de l'eau d'une part (respectivement Lyonnaise des eaux et Compagnie générale des eaux) et d'autre part, de l'énergie (EDF pour le cas de la TIRU).

> Le trait d'union entre l'énergie, l'eau et les déchets est surtout constitué par le fait qu'il s'agit « d'utilités », pour partie au moins pour les mêmes clients, collectivités locales (y compris à travers les réseaux urbains de chaleur) et industriels ; l'offre multiservice à de gros industriels constitue un fort axe de développement. Un atout majeur des groupes ainsi diversifiés est *l'offre globale*[124].

Un cadre commercial, ayant travaillé dans les années 1980 comme intermédiaire entre élus et grands groupes de gestion des déchets, témoigne bien de l'intérêt pour les collectivités de ces solutions « clés en main » :

> Il s'agissait pour moi de vendre des projets clés en main, pour l'ensemble de la filière déchets. C'est-à-dire, on trouvait

> un groupement de communes qui avaient un problème. On trouvait un industriel. On allait voir la commune en disant, nous on vous propose 150 francs la tonne, et on s'occupe du reste. On construit l'usine, on la finance, on signe un contrat de délégation de service public pour vingt ans, dans lequel il y a la construction d'usines, le financement, le fonctionnement, et vous n'entendez plus parler de vos ordures pendant vingt ans. Donc, c'est assez tentant pour la collectivité[125].

Dans le cas des marchés publics intercommunaux notamment, la complexité de rédaction des appels d'offres est telle que les collectivités ne sont pas en mesure d'en assumer l'expertise technique préalable, pourtant nécessaire lorsqu'il s'agit de créer une nouvelle infrastructure de traitement des déchets. Certains groupes industriels proposent parfois de rédiger eux-mêmes les appels d'offres auxquels ils seront amenés à répondre. Malgré l'interdit juridique, le marché public est tacitement conclu entre les différentes parties avant même que ce dernier soit publié :

> [...] si certains groupes proposent des services plus ou moins licites aux collectivités, c'est avant tout parce que ce sont les seules structures à avoir ces experts, indispensables pour mettre en place ces marchés publics. C'est clair que l'Ademe a un peu de connaissances. Mais, tu tombes sur des gens qui ont une vision pas tout à fait pratique. Monter un projet comme ça, sur une communauté, c'est trouver un terrain, répondre aux objections de l'environnement, les permis de construire, la taille des fours, les volumes à traiter[126].

Face à la puissance économique des grands groupes industriels et à la concentration des savoirs techniques au sein de ces mêmes structures privées, la puissance publique ne semble plus en mesure de faire le poids. Parmi les pratiques illégales régulièrement citées, on évoque également des ententes entre concurrents potentiels pour organiser une répartition « équitable » du marché. Ces éléments sont la marque d'une position de toute-puissance de ces firmes sur la question de la gestion des ordures et notamment sur celle des technologies de tri et de valorisation (usines d'incinération essentiellement) :

> Les sociétés qui traitent ce genre d'affaires ont des approches à très très haut niveau : on évoque le projet entre députés, anciens préfets, etc., à Veolia et compagnie. À une époque, il y avait des accords de nature à faciliter les choses. À financer les partis politiques, ça c'est clair. Donc je ne sais pas comment cela se passe maintenant, ce doit être un peu plus dangereux, mais je pense que oui. À l'époque, il y avait des accords passés avec tous les partis politiques en disant si vous avez l'usine, vous versez trois pour cent. C'était entendu à un très haut niveau. Mais ça finissait par ne plus changer l'appel d'offres, parce qu'ils avaient obtenu l'engagement d'avoir trois pour cent avec chacun des joueurs[127].

D'une organisation essentiellement locale et dévolue aux collectivités publiques, la gestion du déchet semble désormais être l'affaire d'un pouvoir concentré, internationalisé et profondément rattaché à l'activité industrielle et commerciale de quelques groupes multinationaux : usagers comme collectivités publiques sont désormais dépendants de ce modèle gestionnaire et globalisé.

Même si la plupart du temps, ce sont des discours émanant d'institutions publiques qui sollicitent les usagers tantôt pour « bien jeter », tantôt pour « moins jeter », ces appels nombreux et répétés sont chargés d'une morale orientée, commandée d'abord par des impératifs économiques et techniques.

Des déchets « pour » la technique

Si à l'heure du verdissement du déchet celui-ci tend à redevenir une ressource productive, faut-il croire pour autant au retour d'un schéma préindustriel érigé en idéal, dans lequel le déchet n'existe pas ? Il semble possible d'en douter très largement.

À partir d'un modèle centré autour du « trou » – simple abandon du tout-venant en un même lieu –, le *verdissement* de la question détritique a entraîné une forte complexification des contraintes de sa gestion. En témoigne une série de décisions, en Europe, visant l'interdiction progressive de la mise en décharge d'ordures « brutes » d'abord, puis des déchets putrescibles (à l'origine de diverses nuisances : lixiviats et gaz) et enfin de tous déchets « non ultimes »[128]. Cette interdiction a entraîné le développement de multiples formes d'exutoires industriels alternatifs au stockage : incinération, d'abord, mais aussi valorisation matière (recyclage) et valorisation énergétique (par incinération, ou par développement de centres de méthanisation). Cette réglementation de la mise en décharge a contribué à faire apparaître, en France, le concept de « déchet ultime », définit comme « déchet, résultant ou non du traitement d'un déchet, qui n'est plus susceptible d'être traité dans les conditions techniques et économiques du moment, notamment par extraction de la part valorisable ou par réduction de son caractère polluant ou dangereux[129] ».

Aujourd'hui, le devenir « légitime », attendu, de ce que l'on met à la poubelle est d'être toujours *traité*. Mais c'est bien en se fondant sur le principe du déchet abandonné que ces matériaux « sans propriétaires » deviennent des carburants, moyens de « nourrir » les infrastructures techniques. Les contractualisations de marchés publics liés à la création d'infrastructures de gestion des déchets permettent de comprendre ce qui se joue ici. Dans la plupart des cas, qu'il s'agisse de la construction d'un incinérateur, d'une usine de recyclage ou d'un centre de méthanisation, les contrats signés avec les industries du déchet engagent les collectivités sur des périodes longues – de dix à vingt-cinq ans –, et sur des volumes prédéfinis de déchets à traiter. Les collectivités s'engagent donc à « produire » des déchets, à hauteur de leurs engagements : dans le cas de l'incinération notamment, une usine ne doit pas être arrêtée, au risque d'une perte de rendement importante ; il faut donc « nourrir le feu » de façon continue pour éviter le « vide de four ».

> Si le volume de déchet tombe, il y a deux façons de se protéger de ça. Soit on demande un engagement à la collectivité, et si pour des raisons d'environnement, de consommation, de tendance développement durable, cela diminue, cela constitue une porte ouverte : « Ah bah là on a signé un contrat pour 120 000 tonnes on arrive à 92... » Il fait une règle de trois et il dit que ça va augmenter de trente pour cent. Les industriels ont aussi une autre façon de faire, ils demandent l'autorisation de traiter des déchets venant d'ailleurs. Ils disent : « Bon, on vous fait une usine pour 92 000 tonnes et là, il y a une petite clause par laquelle [...], au cas où on ait besoin de traiter des choses. » Et là, le fondement de l'économie du déchet, il est avec les ordures ménagères, et puis après ils font venir des containers de déchets industriels, des trucs qui brûlent mieux. Et là, ils améliorent la marge. Le vendeur d'incinérateur a donc intérêt à faire signer un chiffre aussi haut que possible[130].

Un autre exemple frappant est celui de la Suède qui, depuis 2012, doit importer des déchets pour pouvoir alimenter ses infrastructures techniques de gestion du résiduel ; près de la moitié des déchets ménagers suédois est incinérée, et ce dispositif participe à produire environ 20 % du chauffage urbain du pays. À l'heure de la « réduction » des déchets, de leur « prévention », le cas suédois relève donc du paradoxe : parce qu'il produit chaque année moins de déchets, le pays est obligé d'en acheter à ses voisins pour garantir le bon fonctionnement de son système technique[131].

Si les jeteurs continuent d'abandonner leurs rebuts, ces derniers tendent à être assimilés à des ressources *pour* un système technique mondialisé, qui a fait de la question environnementale une opportunité de développement, particulièrement profitable.

1990' : l'usager au service du *waste management* ?

Un des traits marquant de ce verdissement stratégique du déchet est à saisir autour de la mise en place de ce qu'il est désormais convenu d'appeler le « tri à la source ». Les politiques publiques généralisant ce principe du tri des déchets solides par les ménages s'affirment entre la fin des années 1980 et le début des années 1990. Or, c'est à cette même période que le coût moyen de stockage des déchets en décharge contrôlée va exploser[132] : sous la pression des riverains, la création de nouvelles décharges s'apparente bien souvent à un casse-tête politique. La différenciation des différentes catégories de déchets relève alors davantage de l'optimisation technique et économique au sein même des infrastructures de gestion des matières déchues que d'un quelconque projet de « protection de l'environnement ». Pour garantir une disparition optimale des matières déchues, à travers leur incinération notamment, il est nécessaire d'utiliser un gisement aussi homogène que possible : on cherche donc toujours à séparer la matière sèche des résidus organiques putrescibles. Les matières organiques, gorgées d'eau, sont des

« intrus » dans les processus de traitement des déchets. Au cours des années 1980, la question du recyclage, lorsqu'elle s'est posée pour les acteurs publics, s'est très vite vue opposer le problème de son coût du fait même des étapes de tri industriel nécessaire à sa mise en œuvre. Sauf à travers une augmentation massive (et politiquement peu « rentable ») des impôts locaux, la gestion du recyclage ne pouvait être assumée par les seules municipalités : il était devenu urgent que chacun se « réapproprie sa part du sale ».

Autrement dit, c'est à l'époque « où les décharges débordent » que l'on systématise un certain nombre d'initiatives liées à la séparation des flux de matières déchues par les usagers eux-mêmes, initiatives ne concernant jusque-là que des expérimentations ponctuelles. À la fin des années 1980, une société d'économie mixte baptisée Triselec voit le jour à Dunkerque, et commence à organiser la mise en œuvre du premier programme français de tri sélectif, « à la source ». Dispositif aujourd'hui classique, des poubelles « bleues » furent mises à disposition des usagers, afin qu'ils y déposent les « matériaux recyclables » : verres, cartons, papiers, plastiques et autres boîtes de conserve. Pendant cette période de transition entre le modèle du « tout au trou » – moderne – et le modèle de la valorisation – contemporain –, la nécessité de faire participer les usagers reste débattue : le tri mécanique « sur ordures brutes » était encore expérimenté ici et là. Le système Flakt en Suède, ou l'usine Revalord à Nancy sont autant de vestiges de ces tentatives. Ces dispositifs ont aujourd'hui disparu : les tris mécaniques ont généré des taux de récupération trop faibles, notamment parce qu'ils n'étaient pas en mesure de produire des matériaux séparés aux standards exigés pour envisager leur éventuel recyclage.

La plupart du temps, le « tri à la source » a été organisé selon deux modèles : le porte-à-porte et l'apport volontaire. Si la collecte en porte-à-porte est plus coûteuse, l'apport volontaire est généralement moins « efficace ». Pour certains types de contenants, on privilégie parfois, pendant cette même période, un retour à la consigne : bouteilles en verre, parfois en plastique ou cannettes en aluminium essentiellement. Ce modèle est bien souvent lié au mode de financement de la gestion des déchets : il semble majoritairement mis en place dans les pays qui font porter la charge financière de la gestion des déchets d'emballage aux producteurs (industries de l'emballage ou de l'agroalimentaire) ; c'est notamment le cas en Allemagne, aux États-Unis ou au Canada[133]. La multiplication des poubelles municipales et domestiques est peut-être une marque visible, un indice parfois encombrant, de la mutation des systèmes techniques du déchet vers un modèle centré sur la rentabilisation « écologique » du jeter. À travers divers supports d'information, relayés tant dans le contexte scolaire que dans les médias, les usagers sont invités à participer à la différenciation de leurs déchets, et ce, bien souvent, au nom de la « protection de l'environnement ». À l'origine, la séparation des flux résiduels consiste alors en une différenciation de la part qualifiée de « recyclable » du flux résiduel domestique : on y retrouve papiers, cartons, métaux, divers emballages plastiques et autres bouteilles et bidons. Le déchet organique n'est d'abord que très rarement séparé de la collecte du tout-venant. Le cas allemand toutefois est un bon contre-exemple : le tri sélectif a d'emblée permis de distinguer quatre familles de matériau hormis le tout-venant (verre, organique, papiers et cartons et plastiques recyclables), et ce dès le milieu des années 1980[134]. Mais, d'une façon générale, l'enjeu principal pour la gestion industrielle des déchets est de parvenir à récupérer les matériaux au potentiel économique le plus grand.

Ce choix de la poubelle « en plus » permet d'isoler la part « utile » du résiduel, à la façon dont les chiffonniers venaient hier – et dont, par exemple, les *cartoneros*, en Argentine ou les *catadores*, au Brésil, viennent encore aujourd'hui – extraire des gisements détritiques une portion de matière « valorisable ». Mais si, aujourd'hui, le tri est dit « à la source », c'est précisément pour limiter les étapes onéreuses de tri des déchets sur les tas d'ordures ou sur les lignes des usines de traitement. Autrement dit, la « source » des déchets, c'est bien le « jeteur », qu'il soit une industrie, une collectivité ou un usager. Pour celui qui gère le déchet, les dispositifs sociotechniques qui se situent en amont de ce geste d'abandon ne rentrent pas dans son champ de compétence. Plus qu'une simple mondialisation des flux d'objets, c'est une globalisation des pratiques individuelles et collectives liées à la question résiduelle qui est ici en jeu.

En s'instituant comme modèle de résolution d'une crise détritique et environnementale en cours, l'existence d'un système technique mondialisé du déchet tend à institutionnaliser à la fois le déchet comme produit d'un abandon, à valeur nulle, et, dans un même mouvement, les logiques qui semblent « responsables » de cette crise : l'abandon, encore, mais aussi l'oubli caractéristique du geste de mise au rebut. Le *waste management*, expression d'une industrialisation de la question détritique à l'échelle globale, porte une promesse de contrôle double : à la fois contrôle des flux matériels en jeu mais également normalisation des pratiques qui les génèrent.

La morale du « bien jeter » : ou comment faire d'un problème global une responsabilité individuelle

La mise en œuvre du tri sélectif s'est progressivement imposée comme la seule solution pour répondre aux contraintes économiques, techniques et financières posées par la nécessaire réforme de la gestion des déchets. Si le système technique de gestion des déchets s'est totalement réorganisé autour de ce principe participatif, il fallait également faire évoluer les représentations des jeteurs pour leurs rebuts. Diverses catastrophes directement associées à la question détritique ont jalonné cette période de construction de la réforme du jeter et ont largement permis de justifier une certaine forme d'impératif, d'urgence à l'action : c'est notamment la juxtaposition médiatique de différents événements disjoints qui a eu tendance à transformer des phénomènes résolument locaux en inquiétudes globales.

> La révélation d'un trafic de « cargaisons pestilentielles de déchets hospitaliers » entre la France et l'Italie [...], la découverte que la France est la « terre d'asile des déchets suisses » [...], et qu'une « mafia des ordures » organise un trafic entre la France et l'Allemagne [...], provoquent incompréhension et indignation, quand dans le même temps on se rend compte que « les vide-ordures débordent » et que « la France croule sous les déchets » [...], que certains équipements de traitement sont proches de la saturation et qu'il est de plus en plus difficile d'en construire en raison des oppositions locales[135].

Le déchet comme problématique écologique s'est d'abord laissé construire par l'accumulation – notamment dans les discours multiples de soutien à la mise en œuvre de ces réformes – et la juxtaposition de problèmes spécifiques : il y avait là matière à fabriquer une *menace collective*, fondée sur les négligences de tous, vis-à-vis de la production de rebuts.

Dans les discours des promoteurs de cette rationalisation du jeter, l'acte de tri a rapidement été assimilé à un acte moral censé responsabiliser le consommateur quant aux déchets qu'il produit, un « bon geste ». Celui-ci se devant de devenir un automatisme, une habitude. On assiste donc, à cette période, à une véritable « fabrique de l'usager », selon l'expression du sociologue Rémi Barbier : si la crise écologique planétaire a fait fonction de menace fédératrice, le « développement durable » a tenu le rôle de « mythe fondateur » pour la mise en œuvre de ces réformes du jeter[136]. C'est en s'appuyant sur un discours moral lié à la protection de l'environnement que les réformes du système de gestion des déchets ont pu connaître une large adhésion. Par ce biais, c'est le déchet lui-même qui est devenu l'objet de considération morale engageant le jeteur à prendre en compte la nature de cela même dont il cherche à se défaire.

Nous, jeteurs, nous sommes vus transformés en acteurs de l'environnementalisation du système économique ; la croissance « verte » dépendant alors du comportement « citoyen » des usagers :

> Dans cette prise de conscience attendue chez la population face à ses déchets paraît se jouer une forme de lien entre l'individu et le système production-consommation. Un lien qui tend à se resserrer en faisant du premier, par son adhésion, une pièce importante pour la poursuite du développement du second dans des conditions écologiquement viables[137].

De ce projet de réforme du geste a émergé une forme de moralisation systématisée du rapport des usagers à leurs déchets. Si le jeter peut aujourd'hui s'apparenter à une faute, c'est notamment parce que la répétition de ces « gestes simples » a largement participé à constituer une représentation de la question du déchet sur le mode du danger, du risque, à maîtriser. En d'autres termes,

> le déchet est aujourd'hui un champ d'activité structuré par des discours moraux législatifs et normatifs, par des codes disciplinaires qui organisent notre conduite dans l'intérêt d'objectifs plus larges : de la diminution de la mise en décharge à la survie écologique globale. C'est un domaine dans lequel nous avons été amenés à ressentir une forme de devoir moral et de responsabilité[138].

Mais, plus qu'une simple application de règles issues d'un code moral préétabli, celles-ci ont été littéralement incorporées, de façon volontaire, par les usagers. Or, l'incorporation de ce code moral n'est pas allée sans forcer notre rapport aux déchets eux-mêmes, en induisant encore et toujours les mêmes qualifications du rebut : le déchet demeure un problème *à maîtriser*.

Du geste écologique à l'oubli de la technique

Figure emblématique du développement durable, le réseau technique en expansion de gestion des déchets ne s'inscrit nullement dans l'esprit d'une « morale écologique » pragmatique à laquelle la philosophe Émilie Hache a pu appeler[139]. Ce « marché mondial de 300 milliards d'euros » – au sein duquel le déchet ménager pèse pour 150 milliards d'euros alors qu'il ne représente que 4 % de la masse totale des déchets produits[140] – pourrait avant tout s'inscrire comme la réussite d'un « capitalisme vert ». Loin d'aborder les déchets en termes de biens communs, les principaux groupes industriels privés de gestion et de traitement des déchets semblent être les grands « gagnants » : au cœur de ces marchés désormais mondialisés de quelques grandes matières premières secondaires, l'industrie de la propreté et du déchet prospère en tirant profit de la promesse de réintégration de nos rebuts dans les circuits de production. Tout comme leurs lointains ancêtres contremaîtres des chiffonniers, les principaux groupes industriels iraient contre la réussite de leurs entreprises en encourageant la réduction de ces flux détritiques. Dès lors, en rationalisant et systématisant cette « récup' » moderne, ne nous engageons-nous pas dans un itinéraire imposé ? Si les déchets deviennent demain nos principales ressources, ne sommes-nous pas simplement contraints à jeter pour continuer à produire ?

À l'endroit du jeter, l'argument écologique laisse entrevoir sa dimension idéologique : en faisant de l'acte de mise au rebut un « geste écologique », quelque chose de la réalité du déchet demeure camouflé, enfoui. L'impératif de contrôle renouvelé des productions détritiques n'a fait que prolonger un geste très moderniste de traitement de l'immonde fondé sur son élimination, son contrôle et la gestion des risques. Or, le moment du jeter permet précisément de se défaire de la charge morale portée par l'individu et liée à l'impératif de « maîtrise » des déchets. En « bien jetant », l'usager tend à devenir un « éco-citoyen », libéré d'une certaine culpabilité qui a motivé son « bon geste » : l'usager n'est plus responsable de ses déchets parce qu'il est censé exister un dispositif technique efficient, un *waste management* qui tient ses promesses. Nul besoin de connaître le fonctionnement et l'activité réelle de ce qu'il se passe après la poubelle : l'assurance de rationalité et de justesse de l'action technicienne engendre une attente aveugle. Parce qu'il agit au nom de la protection de l'environnement, le *waste management* est bien censé servir un collectif, la « société », ou plus généralement et indistinctement encore, la « planète ».

Éco-citoyen, par devoir

L'éco-citoyenneté est un concept fédérateur. L'expression est aujourd'hui fréquemment employée par les sources principales des discours publics liés à la défense de l'environnement : associations, industries, collectivités locales ou agences nationales. Encourageant un très large spectre d'actions et de gestes quotidiens (de l'usage des transports en commun, à la fermeture du robinet pendant le brossage de dents, en passant par l'utilisation d'ampoules basse consommation), ces propositions s'apparentent le plus souvent à une forme de guide pratique, de charte de bonne conduite, invitant les aspirants « éco-citoyens » à acquérir certaines habitudes, censées participer, pêle-mêle, à la lutte contre le changement climatique, à la réduction des émissions de gaz à effet de serre ou, plus généralement, à la fin du gaspillage. Cette tendance à la responsabilisation des usagers est le fruit de près de trente années d'éducation à l'environnement, dont il serait fastidieux et incertain de tenter de retracer ici l'histoire. Il semble toutefois possible d'associer une des origines de cette éducation à l'environnement au texte fondateur de la Charte de Belgrade, publiée dans la continuité de la conférence de Stockholm de 1972. La charte est explicite :

> Former une population mondiale consciente et préoccupée de l'environnement et des problèmes qui s'y rattachent, une population qui ait les connaissances, les compétences, l'état d'esprit, les motivations et le sens de l'engagement qui lui permettent de travailler individuellement et collectivement à résoudre les problèmes actuels, et à empêcher qu'il ne s'en pose de nouveaux[141].

À travers les nombreuses campagnes d'encouragement au tri sélectif, ces politiques de réforme des pratiques quotidiennes ont *de facto* lié ces gestes routiniers très locaux à des enjeux environnementaux planétaires.

Aujourd'hui, l'éco-citoyenneté est devenue un *credo* récurrent, semblant drainer chaque jour un peu plus d'adeptes. Non sans ironie, certains commentateurs ont progressivement qualifié ces défenseurs du « bon geste » par quelques sobriquets plus ou moins affectueux. Les « valeureux citoyens de la république des petits gestes verts[142] », ou encore les « petits soldats verts du développement durable[143] » sont ces « consomm'acteurs » qui ont choisi de défendre, parfois à travers une certaine forme de prosélytisme, ces gestes du quotidien, censés participer à une révolution « verte » des pratiques.

Le principe structurant de cette tendance valorisant le « bon geste », la « bonne pratique » peut trouver un écho dans les appels répétés par certains tenants du discours alternatif, ou altermondialiste, résumé dans l'expression célèbre de René Dubos : « agir local, penser global ». Cette centralité accordée aux acteurs individuels, aux usagers, dans cet effort de « préservation » de l'environnement se retrouve jusque dans l'article 2 de la « charte de l'environnement » française, dont l'inscription constitutionnelle a été adoptée en 2005 : « Toute personne a le devoir de prendre part à la préservation et à l'amélioration de l'environnement[144]. » La participation citoyenne est donc élevée au rang de responsabilité individuelle, de *devoir*, principe juridique qui ne semble pas pouvoir accepter une quelconque forme de déviance vis-à-vis de la règle. Pourtant, entre l'usager, dont le périmètre d'action semble largement restreint, et « l'environnement », dont la définition reste particulièrement floue et qui laisse sous-entendre son caractère résolument indéterminé, un large fossé intermédiaire, méso-social, semble, une fois de plus, demeurer vacant.

C'est ce hiatus, cette large différence d'échelle, entre pratiques éminemment locales et enjeux globaux qu'il semble ici pertinent d'interroger. Que génère la mise en perspective de ces deux échelles ? En quoi ce décalage d'échelle vient-il interroger la pertinence de la portée réelle de l'action, lorsque celle-ci se joue exclusivement sur un plan microsocial ?

Le point aveugle de la politique des « petits gestes »

Du point de vue des praticiens de ces « petits gestes », un des arguments les plus centraux tient au rattachement de ceux-ci à un principe civique, à un art de vivre-ensemble, et à des enjeux moraux d'ordres macroscopiques, globaux, ayant trait à la protection de l'environnement. Mais, d'un point de vue plus trivial, ces petits gestes ont pour caractéristique commune d'être rattachés à diverses formes de consommation. Des expressions dérivées du développement « durable », ou « soutenable » ont ainsi fait leur apparition ces quinze dernières années, soulignant le rattachement de ces pratiques du quotidien à un projet social et culturel plus vaste : à travers la « consommation verte », « durable », « soutenable », ou encore « responsable », les « consomm'acteurs » ont désormais la charge d'engager un profond changement social.

> De fait, la problématisation de la « consommation durable » tend à évoluer en remontant aussi jusqu'aux aspects culturels (croyances, valeurs…), avec l'idée que c'est aussi là que se construisent les comportements de consommation. Que visent en effet les démarches envisagées ? Presque une requalification de la manière dont la consommation peut prétendre apporter le bonheur. Consommer pourrait rester possible et cette activité devenue ordinaire pourrait se poursuivre avec bonne conscience, pour peu que soient adoptées des attitudes « responsables »[145].

Mais ce projet de « bonheur collectif » reste ici à l'état d'ébauche, tant il dépend du mode d'appropriation résolument individuel de ces « petits gestes ». Le politiste Yannick Rumpala souligne qu'un des traits caractéristiques de cet horizon incertain est intimement lié à l'indistinction des échelles en jeu :

> Le thème de la « consommation durable » tend [...] à effectuer une connexion entre la sphère privée et la sphère publique, mais plutôt sur le mode du brouillage des frontières entre les deux sphères. Le consommateur se voit en effet donner l'espoir que son action privée aura des effets plus larges, bien au-delà de son univers domestique. Mais il se voit en même temps demandé une adaptation subjective pour des objectifs qu'il ne maîtrise pas et qui ne sont pas forcément les siens[146].

Autrement dit, rattachant sphère publique et sphère privée, espace domestique et espace commun, cette politique des petits gestes s'inscrit donc tant comme un moyen pour redistribuer les responsabilités propres à l'action publique, au sein même de l'espace domestique, que comme argument pour faire de l'action routinière un acte de socialisation. Pour autant, entre enjeux globaux et pratiques domestiques, un gouffre intermédiaire subsiste : « mettre l'accent sur les "petits gestes" évacue aussi la question des grands choix[147] ».

Le déchet ou le cheval de Troie de l'environnementalisation du quotidien

Le déchet, à travers certains discours d'accompagnement au tri sélectif, a constitué un point d'entrée de choix de l'écologie dans les foyers. Dès les premiers programmes de rationalisation de la mise au rebut, entamés à la fin des années 1980, il s'agissait, déjà, de « changer ses habitudes » et d'adopter « le bon geste » : ces gestes éco-citoyens étaient censés réduire, voire empêcher, le gaspillage des ressources, au cœur de la crise écologique contemporaine.

Or, l'incorporation par les usagers de la réforme environnementale du geste de mise au rebut est emblématique de la façon dont s'est construit un déni des racines profondes de la crise écologique mettant en cause les fondements de l'industrialisation productiviste, du capitalisme mondialisé, et d'une façon générale d'un mode de vie « moderne ». En d'autres termes, sous couvert d'un argumentaire orienté vers la protection de l'environnement, *bien jeter* est devenu un moyen pour pouvoir continuer à *(mieux) consommer.*

« La naissance de la sensibilité écologique en France comme dans d'autres pays industrialisés aurait pu être l'occasion d'une révolution du quotidien qui n'est pas advenue[148] », insiste la sociologue Michelle Dobré. Paradoxalement, certaines réformes du quotidien s'inscrivant comme des réponses à la crise écologique se sont avérées constituer, plutôt, des moyens de renforcement d'un système marchand très directement accusé. Le capitalisme vert s'est développé sur la base de la critique de ses fondements mêmes[149]. S'il est judicieux d'affirmer qu'il s'agit ici d'un processus « d'environnementalisation », c'est précisément pour souligner que certaines de ces pratiques « éco-citoyennes » s'inscrivent avant tout comme des modifications comportementales marginales pour les acteurs en jeu[150]. Ce qui aurait pu apparaître comme une prise de conscience collective, une véritable « écologisation » des imaginaires, semble plutôt se transformer en une solution gestionnaire, managériale – et ce à l'échelle des pratiques individuelles comme à celle des acteurs politiques et industriels –, en bref, peut-être, en un moyen permettant de mieux oublier la radicalité des changements induits par l'émergence inquiétante des problématiques écologiques.

En ce sens, le « bien jeter » peut être assimilé à un processus de dénégation, confinant au déni, des enjeux notamment techniques, économiques et sociaux qui animent la crise écologique contemporaine.

« Bien jeter » pour « mieux » oublier

On ne pense pas lorsque l'on jette. C'est un geste que nous effectuons chaque jour sans pourtant y réfléchir : peu de doute avec le déchet ménager, il « faut », simplement, le mettre à la poubelle. Dans cette mesure, le jeter est assimilable à une routine : à travers la répétition des mêmes gestes, l'habitude s'institue en véritable automatisme. Transmises généralement dès les premières années de la vie, ces pratiques de mise au rebut se répètent de manière irréfléchie : si on « apprend » à jeter (à ranger dans la poubelle ?), on ne réfléchit pas pour autant à la chose, à la portée du geste, à chaque fois que l'on jette.

À l'heure des pratiques rationalisées du déchet, l'existence d'un poids moral lié au geste de mise au rebut souligne d'emblée la dimension profondément signifiante d'un acte pourtant irréfléchi. Le souci de « bien faire » s'inscrit comme la preuve du rattachement de la pratique à un ordre supérieur, à des règles qui, bien qu'intériorisées, renvoient systématiquement à des réalités aussi transcendantes qu'incertaines : la « protection de l'environnement », la « maîtrise des pollutions » sont autant d'enjeux macroscopiques flous vers lesquels semblent tendre ces actes. Ces « petits gestes » portent, par ailleurs, une dimension socialisante : par le respect de ces principes établis, de cette somme de savoir-faire du « vivre-ensemble », il s'agit de nourrir l'espoir de voir se constituer cette « armée de valeureux soldats », et ce, à travers un principe latent d'exemplarité : en jetant dans la bonne poubelle, « je fais ma part », aux autres de « suivre le mouvement ». Cela tend à transformer le geste individuel en une participation à une action collective en devenir, de le rattacher à un projet de société. Enfin, ces petits gestes portent une dimension incantatoire fondée sur la croyance en l'existence d'un dispositif technique efficace : faire confiance à ce

« bien jeter », c'est avant tout croire à l'efficacité du dispositif technique de gestion des rebuts.

L'usager, au moment de jeter, ne prend que rarement le temps de penser à ces « raisons » de bien jeter. Le geste « parle de lui-même » : il semble pouvoir désigner ce que l'usager tend à oublier. Même si « la crise détritique », les enjeux écologiques, le bon fonctionnement du système technique de gestion des déchets, et autres arguments souvent entendus apparaissent justifier la pratique, ils sont absents de la pratique. Ces façons de jeter sont autant de réponses à la question du « comment faire avec » les déchets et les problèmes nombreux qu'ils génèrent. Ces gestes se justifient en s'appuyant sur des champs très éloignés de l'espace domestique dans lequel le déchet pose pourtant problème à l'usager. C'est dans cette distance entre le caractère local de l'acte et celui résolument global de la justification que semble surgir la fonction rituelle du jeter. Or, c'est précisément cette automatisation du geste qui permet à l'usager de « fermer le couvercle », et de « ne plus y penser » : le déchet « à sa place », bien jeté, ne pose plus problème ni pour le foyer, ni pour la collectivité, ni pour la planète. Le problème est apparemment « maîtrisé ».

À travers la mise au jour de ce rituel quotidien, répété, « l'éco-citoyen » pourrait constituer un cas exemplaire de ce que Michael Sandel a qualifié de « sujet désencombré » dans sa critique des conséquences politiques du libéralisme économique qui favorise un idéal individuel de la légèreté, de la souplesse vis-à-vis de ses appartenances culturelles et sociales. Si le libéralisme tend à valoriser le développement de subjectivités « sans attaches », à l'inverse, pour Sandel, le sujet moral ne peut pas être pensé comme un individu totalement détaché de tous les contextes sociaux, économiques ou encore familiaux dans lesquels et par rapport auxquels il se situe. Il est intersubjectif, toujours « encombré », justement, par un caractère, une histoire, un système de valeurs. Figure idéal-typique du sujet libéral, le sujet désencombré est l'incarnation d'un *Homo detritus* devenu éco-citoyen : lorsque celui-ci aspire à « bien jeter », non seulement il ne remet pas en question son « jeter », mais il met en place les conditions de l'oubli de cet environnement hybride, à la fois naturel et sociotechnique, qu'il vise pourtant, à travers son acte, à préserver :

> Le sujet désencombré et l'éthique qu'il inspire, prise de concert, défendent une vision libératoire. Libéré des diktats de la nature et de la sanction des rôles sociaux, le sujet humain devient le souverain auteur des seules significations morales qui puissent être[151].

Pour le « valeureux soldat de l'armée verte », pour « l'éco-citoyen », il reste possible, moralement acceptable, d'acheter une bouteille d'eau minérale, car si elle est « bien jetée », elle sera recyclée. Le devenir de la bouteille comme déchet se doit de prendre place dans un contexte résolument technique : la poubelle s'impose comme l'antichambre incontournable de cette sphère technique. En un sens, « l'éco-citoyen » est en mesure de fabriquer le problème qu'il vise à résoudre. En luttant au jour le jour contre « le problème des déchets », il crée les conditions de son oubli. Le « bien jeter » est une modalité de cet oubli plus qu'un quelconque mode de résolution d'un problème en cours : un rituel contemporain de dénégation.

> Les rites d'accoutumance relèvent plus d'une trame de représentations qui ne retient que les éléments justifiant l'acceptation et la perpétuation des situations. [...] [les ritualisations] s'efforcent d'utiliser les us et coutumes comme autant d'exorcismes, de dispositifs du déjà-là, inviolables, afin de conjurer l'entropie et le désordre économique[152].

Paradoxalement, le rite d'accoutumance qu'est le « bien jeter » s'impose désormais comme un des freins au déploiement de *l'écologisme*, pour reprendre le sens qu'en propose Andrew Dobson, ou, avec Bruno Latour, à l'instauration d'une véritable *cité écologique*[153].

3.

UN MONDE PLASTIQUE OU LA FABRIQUE D'UNE ÉTERNITÉ « PRÊTE-À-JETER »

> *Alors que, jusqu'à hier encore, les appareils et les installations créées par nous-mêmes avaient représenté les instruments de domestication des forces de la nature, les forces de nos propres produits ont maintenant atteint une telle démesure que nous sommes contraints de les domestiquer eux.*
>
> GÜNTHER ANDERS, 1958[154]

Souvent, ce que l'on avait fini par oublier, ce qui avait disparu de l'horizon des préoccupations quotidiennes refait surface de façon inattendue, incontrôlée. La psychanalyse a bien décrit ce principe fondamental du fonctionnement inconscient. *Homo detritus* doit lui aussi, régulièrement, faire face à cela même qu'il pensait avoir fait disparaître pour de bon : les efforts de purification, de nettoyage total de l'immonde se concluent bien souvent par ce retour du refoulé, par nature, incontrôlable.

Les promesses de maîtrise portées par les dispositifs techniques du déchet se sont vues régulièrement contredites par un mouvement comparable. Ces déchets que l'on croyait enfouis ou partis en fumée finissent souvent par réapparaître de façon inattendue. On peut citer les exemples connus des dioxines qui s'échappent des cheminées des incinérateurs, des lixiviats et autres gaz à effet de serre qui trouvent toujours des moyens de s'échapper des décharges, même lorsqu'elles sont dites « contrôlées » ou parfois même lorsqu'elles sont fermées depuis des décennies. Dans le sud de l'Angleterre, sur la côte du Dorset, une décharge côtière fonctionnant jusqu'aux années 1970 a refait surface en 2008 suite à un important glissement de terrain : la dégradation continue des matières y étant accumulées semble en partie responsable de l'effondrement du site, près de quarante ans après sa fermeture[155]. Cette décharge, supposée renfermer des déchets inertes, a fini par éventrer un paysage côtier classé au patrimoine mondial de l'Unesco, et par libérer des substances toxiques jusque-là oubliées. Parce que la logique du « tout-au-trou » a proliféré pendant près d'un siècle, et souvent sur le mode du stockage informel ou sauvage, il est certain que d'autres cas similaires sont à prévoir, mais nul ne saurait dire où et quand.

En refaisant surface, les déchets tendent à résister à leur propre disparition. Mais est-ce seulement le cas de tous les déchets ? Vyvyan Howard, professeur de bio-imagerie et spécialiste de la toxicologie des nanoparticules, le souligne bien. Si on avait enfoui, dans un même trou, l'ensemble des détritus produits par l'humanité avant le milieu du XIXe siècle, les conséquences à moyen terme sur l'environnement seraient certainement minimes : la totalité des matériaux en jeu auraient fini par se décomposer, et réintégrer le cycle de la matière organique[156]. À l'inverse, certains d'entre ceux produits depuis un siècle et demi se révèlent aujourd'hui non seulement de plus en plus toxiques, mais s'avèrent également incapables de réintégrer les cycles naturels : métaux lourds, matières radioactives ou polymères de synthèse sont la marque d'une mutation majeure de la nature du gisement détritique global. Certains déchets produits par l'industrie nucléaire sont à ce titre emblématiques tant leur nature vient précisément perturber la possibilité du déploiement de toute forme de vie se trouvant à leur portée : leur matérialité contraint la façon dont il est possible de s'en occuper. D'autres familles de matériaux, plus familières, *a priori* plus banales, longtemps réputées inoffensives à l'état détritique, s'avèrent aujourd'hui tout aussi résistantes et particulièrement envahissantes : leur omniprésence dans les paysages contemporains tend à concrétiser les fuites inévitables du système technique du déchet.

Les plastiques ont colonisé la biosphère

À la fin des années 1990, le capitaine Charles Moore, de retour d'une course au large entre la Californie et Hawaï se trouve confronté à une mer qu'il ne reconnaît pas alors qu'il navigue dans des eaux peu fréquentées. Bidons, bouées, fragments épars de sacs plastique, le cœur de l'océan Pacifique semble davantage ressembler à un terrain vague à l'abandon qu'à l'immensité sublime et sauvage du large. Cette agglomération gigantesque sera rapidement baptisée « Great Pacific Garbage Patch » : multipliant les expéditions pour quantifier, analyser et comprendre la nature du phénomène en jeu, Moore va être érigé au rang de nouveau Colomb de la postmodernité, héroïque découvreur d'un « continent de déchets » perdu au beau milieu de l'océan. Très vite, la métaphore a généré un imaginaire fertile dans la société civile : le cabinet d'architectes néerlandais WHIM, par exemple, présente dès le début des années 2000 un programme de transformation de ces « îles de déchets » en territoires d'accueil pour les réfugiés climatiques[157].

Malheureusement, les « continents de plastique », ça n'existe pas. La métaphore un temps associée à la découverte de Moore a permis de donner une consistance à un phénomène connu depuis près de quarante ans[158], et dont la matérialité est plus problématique encore. Un continent, même gigantesque, reste circonscrit, localisable : il reste possible, pourquoi pas, d'y habiter, il semble envisageable de le nettoyer, de récupérer les matières qui le composent et de les recycler. Malheureusement, donc, la réalité est tout autre. En milieu océanique, les débris plastique qui flottent à la surface des eaux se décomposent en minuscules fragments et, portés pas les courants, ils tendent à constituer de véritables soupes détritiques, des océans de plastique.

La découverte de Moore doit donc se comprendre avant tout comme la réinvention métaphorique spectaculaire d'un problème longtemps ignoré. Constatant le très faible nombre d'investigations scientifiques dédiées depuis les années 1970[159], par rapport à leur multiplication au cours des années 2000, le coup médiatique de l'Algalita Marine Research Foundation a transformé un phénomène méconnu en un véritable enjeu global. La multiplication d'expéditions d'identification, par diverses organisations non gouvernementales, des cinq hypothétiques agglomérations de déchets atteste également de l'intérêt suscité par ce qui n'était alors, en l'état, qu'une métaphore. De nombreux projets associatifs se sont multipliés ces dix dernières années : hormis celui auquel j'ai personnellement contribué, le projet « Kaisei », lancé en 2008, à la frontière entre l'éco-tourisme d'aventure et la mission scientifique, s'est focalisé sur la zone Pacifique ; le projet « Plastiki », lancé en 2009 par David Mayer de Rothschild, visait lui aussi à traverser l'océan Pacifique mais cette fois-ci sur une embarcation fabriquée en bouteilles de polytéréphtalate d'éthylène (PET) ; ou encore le projet « 5 gyres » lancé la même année et mené par Marcus Eriksen, de l'Algalita Marine Research Foundation, s'est donné pour objectif d'identifier les cinq zones principales de concentration de débris plastique en milieu océanique à travers le monde[160]. En 2011, la problématique des pollutions aquatiques par les résidus plastique est « officiellement » reconnue par le Programme des Nations unies pour l'environnement (PNUE) comme un problème écologique incontournable, et ce, à l'échelle de la planète : le livre vert du PNUE souligne également le rôle de « mise en public » de la problématique grâce aux métaphores diffusées par les ONG et autres institutions scientifiques pour décrire ces phénomènes[161]. Situées dans les eaux internationales, les recherches sur ces phénomènes n'avaient jusque-là que très ponctuellement fait l'objet de financements publics.

Plutôt que d'avoir permis d'envisager une improbable colonisation par les hommes, ces recherches nombreuses ont rapidement démontré qu'un nombre important d'organismes marins tendait à coloniser ces débris minuscules à la dérive. À partir de 2010, une série d'articles scientifiques révèle la prolifération d'une espèce d'araignée d'eau, l'*Halobates sericeus* plus, communément qualifiée de « patineuse des mers », dans les zones maritimes d'agglomération de particules de plastique[162]. Les particules en suspension servent de support à la nidification des œufs de cette araignée particulièrement vorace, qui tend à coloniser progressivement des territoires pourtant très isolés. De la même façon, une étude menée au long des années 2000 publiée en 2013 met au jour l'existence d'une vie microbienne intense sur ces innombrables débris à la dérive : les auteurs décrivent un « récif microbien » composé de plus d'un millier d'organismes tendant à s'organiser en un écosystème spécifique[163]. L'équipe de chercheurs propose de parler de *plastisphere* pour qualifier ce biotope original fait de bactéries, de microalgues et autres végétaux, et dont l'agencement et la composition diffèrent largement de ceux observés à terre. Il apparaît que ces supports plastique favorisent certains micro-organismes plutôt que d'autres, et constituent des véhicules nouveaux pour leur circulation : les déchets en cours de fragmentation deviennent des radeaux de transport pour des bactéries parfois pathogènes ou des organismes végétaux qui peuvent s'avérer invasifs.

Cette colonisation protéiforme ne s'arrête pas aux espaces maritimes. Un article publié en 2014 dans la revue de la Geological Society of America révèle la découverte de formations géologiques nouvelles, marquées par une concentration importante de débris plastique fondus dans une masse minérale d'origine volcanique[164]. Les analyses menées sur la plage de Kamilo Beach, au sud de l'île de Hawaï, témoignent de l'omniprésence de ces matières multicomposites le long du littoral. Pour qualifier ces roches d'un genre nouveau, les auteurs proposent le terme de *plastiglomérat* et affirment que la formation de ces roches n'est en rien naturelle, mais provient de l'incinération sauvage de débris plastique : une preuve supplémentaire, s'il en fallait, de l'entrée dans l'Anthropocène.

En mer comme sur terre, les plastiques à l'état détritique constituent d'ores et déjà des éléments à part entière de l'environnement. S'il a été un temps projeté de faire de ces improbables continents des colonies pour des populations humaines en exil, la question qui se pose désormais consiste plutôt à comprendre comment mettre un terme à cette colonisation plastique. Or, compte tenu des échelles en jeu dans ces processus de colonisation, la possibilité même d'une dépollution reste aujourd'hui largement mise en doute.

Nettoyer la planète ?

En moins de dix ans, des dizaines de propositions techniques, plus ou moins sérieuses, ont été évoquées pour imaginer toutes les formes possibles de dépollution. Divers projets ont été relayés, tantôt par des acteurs militants, tantôt par des groupes de recherche universitaires et industriels. Il faut notamment évoquer l'hypothèse de la « pêche » aux déchets flottants, consistant à ratisser une très large proportion de la surface océanique mondiale avec des filets à plancton, puis de traiter les résidus à terre afin de les réintégrer dans les systèmes techniques de gestion des déchets (recyclage, incinération, etc.). Or, le coût écologique et économique d'un tel dispositif semble rédhibitoire : ce ratissage systématique écumant l'ensemble des biotopes de la surface océanique et impliquant l'usage d'une armada de navires motorisés pourrait avoir un impact bien supérieur à celui engendré par la pollution originelle. Ce type de « dépollution » a été tenté en mer du Nord, autour du projet « Fishing for Litter » de l'association KIMO dès 2004 : chaque tonne de déchets repêchés était rachetée aux pêcheurs par l'association à des prix comparables à ceux des poissons les plus fréquemment pêchés dans ces zones. Hormis le fait que les volumes de déchets à la dérive semblent incommensurables comparés aux capacités de collecte des navires de pêche, un des résultats marquants est le caractère résolument éphémère de ce type d'initiatives : de nouveaux afflux de déchets continuent d'alimenter ces territoires quelques semaines seulement après leur « nettoyage »[165].

Plus récemment, et à l'image de nombre des précédentes, une nouvelle proposition de dépollution a été abondamment médiatisée. L'histoire est effectivement prometteuse. En 2012, un jeune étudiant néerlandais de dix-neuf ans, Boyan Slat, lance une campagne de financement d'un projet de « ratissage » océanique réalisé à l'aide de barrages flottants, alimentés à l'énergie solaire. Le principe est simple : s'appuyer sur le phénomène de convergence des courants pour, à l'image des dragues de surfaces utilisées dans les fleuves et rivières, récupérer le plastique en flottaison[166]. Pour la plupart des spécialistes de la question, ce projet, à l'image des précédents, s'apparente davantage à une fiction technologique stimulante qu'à un véritable espoir[167]. Ce balayage océanique, même s'il contient une efficacité symbolique de taille – celle de la promesse du nettoyage au sens propre de la surface des océans –, semble avoir une portée bien éphémère à l'endroit d'un phénomène d'accumulation qui ne semble pas près d'être jugulé : tels les balayeurs des rues, cette armada imaginaire serait ainsi engagée à ratisser chaque jour les territoires écumés la veille.

Une autre famille de solutions tend à mettre l'accent sur la collaboration entre humains et non-humains pour envisager ce nettoyage global. Certains micro-organismes (essentiellement bactéries et microbes) se laissent comparer à des « travailleurs du déchet ». Une équipe de microbiologistes du Massachusetts révèle que la présence importante de certaines bactéries dans les *vortex* océaniques pourrait expliquer la stagnation des concentrations mesurées de débris plastique dans ces mêmes territoires[168]. Si certains résidus de polymères semblent littéralement disparaître sous l'action de ces micro-organismes, les matières toxiques qu'ils contiennent sont, quant à elles, relâchées dans les milieux voisins : les « mangeurs de soupe plastique » sont des gourmets. La question de l'intrusion de ces substances dans la chaîne alimentaire en devient alors d'autant plus cruciale que la pollution potentielle passe de l'échelle microscopique à l'échelle nanoscopique. L'hypothèse de la dispersion détritique à travers l'action de micro-organismes est loin d'être parvenue à maturité et demeure, à ce jour, au stade expérimental. Dans ce même registre, des étudiants de l'University College of London ont synthétisé, en 2012, une bactérie capable d'agglomérer les microdébris de plastique dispersés dans les océans[169]. À l'inverse de la « solution » précédente, il ne s'agit plus de forcer la désintégration des débris, mais, à l'inverse, de les rassembler afin de faciliter leur récupération et, ainsi, leur traitement à terre. Ce projet qui tend à donner une résonance réelle à la métaphore des « îles de plastique » semble toutefois poser un certain nombre de problèmes éthiques et techniques. Une telle entreprise consisterait à disperser ces nanoparticules sur de très larges superficies de l'océan, risquant de générer un probable déséquilibre du biotope marin de surface. L'idée selon laquelle une dépollution bactérienne semble envisageable tend à omettre, volontairement ou non, le fait que les bactéries produisent elles-mêmes des déchets et « consomment » de l'énergie. En effet, malgré leurs dimensions nanoscopiques, les bactéries ne sont en rien des êtres « immatériels ». Si la biologie de synthèse affirme parfois être déjà en mesure de « fabriquer la vie[170] », est-elle seulement en mesure de garantir à son tour la maîtrise de ses propres produits ?

Faute de parvenir à trouver des solutions pour dépolluer durablement cette prolifération des plastiques dans l'environnement, la logique voudrait que l'on parvienne à « couper le robinet ». Pour autant, il demeure aujourd'hui très difficile d'établir avec précision les origines des déchets qui finissent par se fragmenter en mer, ou qui composent ces étranges *plastiglomérats*. Pour ce qui concerne la présence des plastiques à la surface des océans, la plupart des acteurs s'entendent sur une proportion de 80 % de déchets d'origine terrestre. Un des experts français, François Galgani, océanographe à l'Ifremer, estime qu'entre 450 et 500 000 tonnes de déchets plastique se retrouvent chaque année en mer, pour l'essentiel issus de la filière de l'emballage agroalimentaire. La question de la circulation des déchets depuis les fleuves et les littoraux jusqu'aux zones de convergence des courants reste largement ouverte tant la courantologie manque de données à l'échelle globale. Dans un article publié dans *Science* en 2015, un groupe de chercheurs estime que 275 millions de tonnes de plastique rejoignent chaque année les océans et que la tendance demeurera à la hausse, jusqu'en 2100 au moins[171]. Cet article tente d'évaluer l'origine possible de ces déchets, en analysant les données liées à la gestion des déchets de 91 pays côtiers. Puisqu'il est impossible de mesurer la quantité réelle de résidus plastique perdus dans les milieux naturels, et en particulier dans les littoraux, l'équipe menée par Jenna Jambeck part du principe que c'est là où les systèmes techniques de gestion des déchets plastique sont les moins avancés que l'on génère le plus de déchets « mal gérés » et donc potentiellement perdus. Au bilan, les chercheurs estiment que chaque habitant du littoral chinois génère un peu plus d'un kilo de déchet plastique par an, mais que 76 % de ceux-ci sont « mal gérés » là où aux États-Unis, ces mêmes populations côtières (résidant à moins de 50 kilomètres de la côte) en produisent 2,5 kilos par habitant, mais que seuls 2 % de ces déchets sont « mal gérés ». Au regard du développement du système technique de gestion des déchets, la Chine génère, à l'échelle mondiale, près de 30 % des déchets plastique mal gérés, et les États-Unis seulement 0,9 %. La Chine qui produit moins de déchets plastique en valeur absolue que les États-Unis est donc la nation la plus pollueuse du monde, là où le système technique performant du *waste management* nord-américain transforme les plus gros consommateurs de plastique au monde en « bons élèves » de la pollution, au 20e rang mondial, derrière l'Union européenne (18e) et la Corée du Nord (19e). La démonstration est faite : pour limiter les pollutions liées aux plastiques, il faut développer le *waste management* mondialisé dans les Suds.

Mais cette modernisation reste insuffisante. La conclusion de l'article est explicite :

> Historiquement, le *waste management* était suffisant pour traiter les déchets inertes ou biodégradables par enfouissement ou par incinération, mais la croissance rapide des plastiques de synthèse dans le flux de déchets nécessite aujourd'hui un changement de paradigme. [...] Améliorer les infrastructures de gestion des déchets dans les pays en développement est primordial, et va nécessiter du temps et des ressources substantielles. En parallèle au développement de telles infrastructures, les pays industrialisés peuvent engager des actions immédiates en réduisant leurs déchets et en infléchissant la croissance des plastiques à usage unique[172].

Il apparaît donc nécessaire d'agir sur deux fronts, simultanément : aux Suds, il faut viser l'optimisation du *waste management*, aux Nords, il faut réduire la production de déchets. Mais, ici, rien ne vient questionner les choix à l'origine de ce « changement de paradigme » qui semble engager l'ensemble de la planète dans un modèle de développement uniforme. Qui est à l'origine de cette menace ? Comment expliquer la prolifération encombrante et persistante des déchets plastique ? Pourquoi continuons-nous à produire ces matériaux dont le versant détritique semble poser tant de difficultés ?

La robustesse des plastiques, leur caractère invasif même, n'est en rien une « surprise » liée à une prise de conscience tardive et aux catastrophes écologiques qui se multiplient : à l'inverse, cette capacité à résister au travail du temps a été l'argument principal des promoteurs de ces matériaux, et ce, depuis le début du XXe siècle au moins.

Les plastiques, un matériau du futur (antérieur)

En 1940, la revue *Fortune* publie une illustration prophétique à certains égards pour décrire, déjà, l'avenir promis à ces « nouveaux matériaux » : « Synthetica, un nouveau continent de plastique » cristallise les attentes conférées à ces matières faites par la main de l'homme. Ce « nouveau continent » est ici encore une promesse. S'il préfigure étrangement cette colonisation plastique décrite plus tôt, il ne s'inscrit en rien comme une menace à venir : à l'inverse, il est un *eldorado*, une utopie censée catalyser les envies d'entreprendre à son endroit, déniant, peut-être encore naïvement, le devenir détritique de ces matériaux du futur.

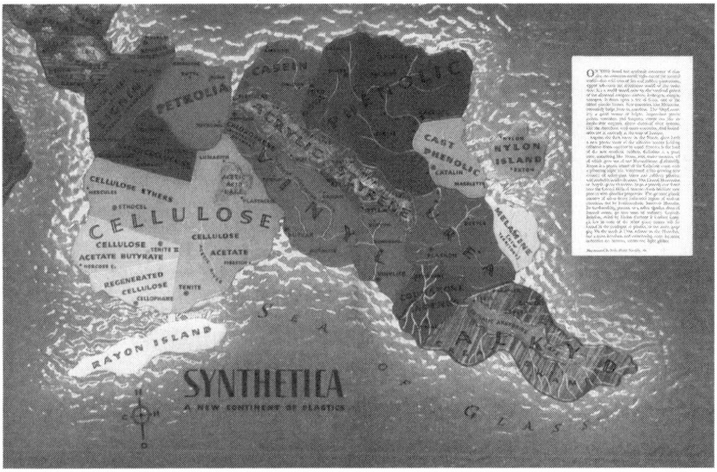

Synthetica, a new continent of plastics
(Source : revue *Fortune*, 1940)

Longtemps chantée par les industriels, chimistes et autres esthètes de la pop-culture, la formule célèbre selon laquelle « le plastique, c'est fantastique » n'a jamais réellement fait consensus. Le XXe siècle est marqué par un effort continu de l'industrie du plastique pour donner raison à ce slogan. Deux arguments principaux ont été largement utilisés. Le premier a consisté à transformer l'image « bas de gamme » associée aux plastiques, en insistant sur leur capacité à *démocratiser* la consommation[173]. Pour leurs promoteurs, le faible coût des plastiques ne saurait être associé à la qualité médiocre des produits, mais plutôt à leur capacité à être utilisés, consommés par le plus grand nombre. Il y a là, en germe, le projet d'une consommation de masse appréhendée comme un progrès social, rendu possible grâce aux nouveaux matériaux. Grâce aux plastiques, désormais tout un chacun peut avoir accès aux produits de consommation quotidienne ou aux équipements ménagers.

Le second argument se laisse décrire comme une conséquence vertueuse propre à cette accélération de la consommation des plastiques : le plastique comme substitut contribue à la « protection de l'environnement ». Ces matériaux prométhéens se substituent aux matières traditionnelles, coûteuses, souvent lourdes et fragiles : le choix du plastique s'inscrit déjà comme un moyen de limiter l'usage des stocks existants de ressources naturelles. Dès leur apparition ou presque, les plastiques offrent la promesse d'un recyclage infini. Dans une Allemagne d'avant guerre tournée vers l'organisation d'une autarcie stratégique, par exemple, la popularisation du polychlorure de vinyle, plus connu sous le nom de PVC, s'inscrit déjà dans ce qu'il serait possible de qualifier, aujourd'hui, d'économie circulaire : l'utilisation du chlore par l'industrie chimique a créé, dès le milieu des années 1910, un débouché pour cette substance hautement polluante, à partir de laquelle est synthétisé le PVC. Figure originale d'un recyclage « vertueux », on constate déjà, qu'il est « possible de créer quelque chose de neuf à partir d'un déchet qui peut être revendu[174] ». Camouflant le caractère pourtant non renouvelable de la principale ressource nécessaire à la synthèse des plastiques, cette série d'arguments valorisant les capacités des plastiques à préserver et optimiser l'utilisation des ressources est omniprésent aujourd'hui encore dans les discours émanant des industries du plastique. Une publication récente de Plastic Europ, syndicat européen représentant les industries de producteurs de plastique, est à ce titre éloquente : « Emballages plastique : nés pour protéger[175] ».

Progrès technique, progrès écologique, progrès social, les plastiques ont ainsi pu s'instituer en figure de proue de la modernité consumériste, multipliant les arguments en faveur de l'affirmation de leur supériorité vis-à-vis des matières naturelles, si tristement corruptibles, corrodables ou érosives, en bref « mortelles ». Malgré ces efforts répétés dès le début du XXe siècle pour populariser ces matériaux nouveaux, le plastique ne se détache de sa connotation de piètre substitut aux matières naturelles que tardivement (et provisoirement) au cours des Trente Glorieuses. Les polymères de synthèse ont permis l'avènement de l'*American way of life*, d'une culture nord-américaine dont l'influence dans le développement de la globalisation est connue[176]. Au lendemain de la Seconde Guerre mondiale, différentes productions attestent de la transformation en cours des perceptions du plastique. Dès 1948, la Womb Chair, fabriquée en fibre de verre par la société Knoll Associates, s'inscrit comme l'ancêtre des innombrables sièges en plastique omniprésents aujourd'hui. En 1957, la « maison du futur », financée par Monsanto, est ouverte au public du parc Disneyland de Californie : sa structure ainsi que l'essentiel de ses équipements entièrement réalisés en matériaux de synthèse constituent la promesse d'un avenir résolument *plastique*. Son concepteur, Albert G. H. Dietz, semble vouloir prouver que « l'architecture plastique promet une flexibilité totale[177] » : « La nouvelle maison [...] permettra d'ajouter et de supprimer facilement des pièces, en fonction de la naissance des enfants ou de la mort des personnes âgées[178]. » À la façon dont le Tupperware va, à force de réunions éponymes célèbres, s'imposer dans les foyers américains comme un moyen d'émancipation de la domination masculine pour une ménagère libérée de certaines contraintes domestiques, les caractéristiques des plastiques deviennent des normes de l'agir, des standards culturels.

La centralité de ces matériaux d'un nouveau genre dans l'émergence d'une culture globale au XXe siècle a amené certains auteurs à faire de cette période un véritable « âge plastique ». En 1970, Robert Sklar fait de la fin de la Première Guerre mondiale le point d'entrée dans ce nouvel âge, marqué par la transition d'une culture bourgeoise traditionnelle vers la bien connue « culture de masse »[179]. La large diffusion des plastiques aurait soutenu une relance économique nécessaire aux lendemains de l'engagement de la fédération dans la guerre[180]. Plus récemment, Werner Boote et Gerhard Pretting ont pour leur part fait glisser la métaphore du temporel vers le spatial : ce n'est plus seulement la période historique qui est aujourd'hui plastique, c'est la planète elle-même[181]. Non sans ironie, Gérard Bertolini propose enfin de faire de l'homme contemporain un *Homo plasticus*, proche cousin de l'*Homo œconomicus* et de l'*Homo detritus* : les inventeurs de ce matériau prométhéen s'étant peu à peu confondus avec leur propre création[182].

Catégorie matérielle totémique pour la culture mondialisée, il semble désormais presque absurde de vouloir s'en séparer. Parce qu'ils sont partout, un avenir sans plastiques semble irréaliste. Ces matériaux ont été des supports décisifs des révolutions techniques et scientifiques des dernières décennies[183] : grâce aux emballages, les polypropylènes et autres polyéthylènes ont permis une réduction importante des coûts économiques et écologiques de distribution ; les polycarbonates et autres polymères semi-conducteurs ont permis à l'informatique de voir le jour ; enfin, et peut-être surtout, dans le champ médical et pharmaceutique, l'avènement des matières plastiques est souvent présenté comme une des raisons des avancées exceptionnelles de la recherche et constituerait un des facteurs explicatifs principaux de l'allongement de la durée de vie des êtres humains. Michel Loubry, cadre dirigeant de Plastic Europ, principal *lobby* de l'industrie plasturgique, affirme ainsi sans détour : « nous gagnons un trimestre d'espérance de vie régulièrement, et on peut dire que le plastique y est pour quelque chose[184] ». Rien que cela.

Le plastique dans ses formes innombrables a investi les sociétés contemporaines jusqu'à en devenir un de leurs caractères incontournables : ils ont généré un véritable écosystème, un système technologique de grande échelle, qu'il semble désormais impossible de remettre en question. Dans le roman *Gain* de Richard Powers, Laura Bodey, héroïne malheureuse, est atteinte d'un cancer des ovaires qui semble imputable à un fertilisant fabriqué par une usine de produits chimiques à côté de laquelle elle vit : refusant de poursuivre la firme, elle semble affirmer que « même si l'usine est effectivement responsable de sa situation, elle ne peut blâmer les produits qui y sont produits tant ils lui ont apporté tout le reste et façonné sa propre vie » ; et de conclure : « *Plastic happen : that is all we need to know on earth*[185]. »

Une robustesse « extraterrestre »

> Nous créons des choses dont nous ne serons jamais en mesure de nous débarrasser. Je soupçonne donc que c'est là le principal problème des plastiques[186].

Si les plastiques ont trouvé leur place au cœur de la vie sociale contemporaine, il reste à souligner que leur capacité à résister au temps, par-delà les moments de leurs usages, n'a été prise en considération que tardivement. Dès la fin des années 1960, dans *L'Encerclement : problèmes de survie en milieu terrestre*[187], le biologiste américain Barry Commoner souligne pourtant que les humains ont « cassé le cercle de la vie, en transformant ses cycles infinis en événements linéaires et artificiels[188] ». Les hommes sont les seuls êtres vivants « capables de produire des matériaux qu'on ne saurait trouver dans la nature », et sont ainsi rendus responsables de « l'intrusion dans l'écosystème d'une substance absolument étrangère à lui[189] ». Ce rapport de profanation qu'il semble possible d'associer à la relation entre matières plastiques et milieux naturels sert de point d'appui à une critique plus large de ce à quoi le monde plastique semble contraindre les hommes.

Norman Mailer est peut-être le plus célèbre des critiques de la matérialité du plastique, notamment parce qu'il l'a lui aussi associé à la mise en doute d'un modèle sociétal en devenir : une société « de raison », basée « sur la logique computationnelle[190] ». Lorsqu'il commente les programmes spatiaux de la NASA, Mailer parvient à exprimer l'ambivalence des promesses de ce monde plastique : « c'est la société plastique dominante, divorcée de ses instincts naturels, embarquée dans une prolifération cancéreuse, qui a imaginé le programme spatial comme celui des *Wasp... émergeant de l'histoire humaine dans le but de nous emmener jusqu'aux étoiles*[191] ».

Face à la quantité impressionnante et à l'ambivalence des représentations associées aux matières plastiques, il faut souligner, par contraste, l'étonnant aveuglement qui semble avoir caractérisé la question des déchets générés par ces matériaux d'un nouveau genre. Pour que le problème des déchets plastique s'institue comme objet d'un débat public, il aura fallu presque un siècle, pendant lequel leur production et leur expansion ne seront remises en cause qu'à travers le prisme de leur nature « extraterrestre ». La prolifération des plastiques est concomitante à la « découverte » par les sociétés de l'après-guerre de la question nucléaire. Tantôt perçus sur le mode de la menace, tantôt sur celui de l'avancée technique historique, déchets plastique et déchets nucléaires renvoient l'un et l'autre à la question des capacités de contrôle par les sociétés humaines sur leurs propres productions.

Le plastique est-il jetable ?

Le fait que certains produits issus de la fabrication en masse soient conçus pour être jetés après leur usage est, en soi, une « innovation » emblématique de la modernité technique. Si les cols de chemise ou les serviettes hygiéniques, premiers biens « jetables »[192], étaient initialement des objets fabriqués à partir de matériaux connus, l'apparition des résines synthétiques polymères va très largement bouleverser le champ matériel – et donc, par conséquent, la nature du résiduel. Ces « nouveaux matériaux » d'alors ont été l'objet de considérations ambivalentes, et ce dès leur apparition : entre promesses de plasticité, de transparence et de légèreté, et inquiétude vis-à-vis de la dangerosité potentielle de ces dérivés du pétrole, les plastiques semblent avoir été d'abord suspects parce que méconnus, puis coupables parce que trop toxiques et envahissants.

Le cas exemplaire de « la menace des sacs plastique » apparaît illustrer ici la façon dont les producteurs de plastique sont parvenus à garder le contrôle de l'image de leurs créations, et ont su faire d'une crise majeure l'occasion de renégocier le statut de leurs productions, tout en se préservant de tout risque d'interdiction.

En 1956, la firme DuPont entame une campagne publicitaire d'envergure pour faire la promotion de ses sacs en polyéthylène de basse densité : *those handy plastic bags*[193]. D'abord destiné aux blanchisseries, le sac devient très tôt un symbole des normes modernes d'hygiène et de propreté. Les vêtements ainsi « emballés » sont protégés de la saleté jusqu'au foyer. En 1958, la production annuelle de ces sacs dépassait le milliard d'unités[194], un succès particulièrement prometteur. La firme flatte alors les ménagères l'ayant adopté en soulignant que ce sont ces dernières qui ont découvert la possibilité de « réutiliser » ces sacs : les publicités de DuPont évoquent clairement l'idée d'en faire des sacs-poubelle[195]. Le sac en polyéthylène continue de porter les promesses de plasticité à travers ses usages potentiels qui débordent de leur fonction première. L'avenir du sac plastique semble déjà dessiné.

Pourtant, en 1959, l'American Medical Association rapporte d'abord le décès de quatre jeunes enfants, morts étouffés pour avoir tenté de jouer avec ces sacs. Rapidement, de nombreux autres cas sont mis au jour par la presse et très vite, une vague de panique traverse le continent américain. On recense en moins de deux mois près de cinquante décès, parmi lesquels plus de trente enfants. Le sac plastique est à l'origine d'une « épidémie d'un nouveau genre » et son succès est très vite contrarié par le sentiment qu'il constitue un danger mortel : c'est l'électricité statique qu'il génère qui facilite les étouffements, les sacs se retrouvant littéralement collés aux voies respiratoires. Cette série de faits divers va susciter une levée de boucliers dans l'opinion publique, apparaissant plus affectée par cette série de drames du quotidien que par l'augmentation, déjà connue, des cancers juvéniles liés à l'ingestion de denrées alimentaires radioactives. La suffocation, l'obstruction respiratoire mécanique, matérialisent d'une façon particulièrement dramatique un danger lié à l'accumulation de ces objets dans les foyers : chaque film, chaque sac est un « tueur potentiel ». Dans la presse, la menace plastique est parfois rapprochée de la menace nucléaire. L'éditorialiste du *San Francisco News* va alors reprendre le lexique des mouvements antinucléaires en titrant : *Ban the plastic bags*[196] *!*

Principal *lobby* de l'industrie plastique aux États-Unis, la Society of the Plastic Industry (SPI) va jouer un rôle central dans la résolution, ou « l'étouffement », de cette crise sans précédent. La SPI investit un million de dollars pour informer le grand public des mésusages des sacs. Elle soutient en parallèle le développement industriel de sacs plus fins, censément moins « dangereux » et ce, en placardant dans de très nombreux lieux publics des affiches informatives parfois alarmantes. C'est d'une certaine manière en entretenant le vent de panique que la SPI va finalement parvenir à le maîtriser. De son côté, le principal producteur américain de sacs en polyéthylène cherche d'abord à se dissocier de ce drame collectif soulignant l'absence de responsabilité des producteurs, et donc des produits eux-mêmes. « Un porte-parole de DuPont associe alors "la responsabilité des morts au manque d'attention des parents" et souligne que les films en polyéthylène auraient été "fabriqués et budgétés pour être jetables"[197] ». En associant ses films à des biens à usage unique, DuPont va tenir un discours opposé à celui qui avait été utilisé pour en faire la promotion. Autrement dit, puisque les sacs sont jetables, ils ne sauraient constituer en tant que tels des dangers pour les consommateurs, ceux-ci étant les seuls responsables de leur mauvais usage. Hormis le cynisme apparent d'un tel retournement, il faut ici souligner que le devenir détritique du sac plastique s'inscrit déjà comme son véritable « mode d'emploi ». Dans cette affirmation tendant à dissocier l'objet de sa potentielle dangerosité, la mise au rebut devient le moment où est désamorcé le risque lui étant associé.

Le prêt-à-jeter comme moteur de croissance

Si les nombreux efforts des concepteurs et fabricants des plastiques ont d'abord consisté à persuader les consommateurs que ces matériaux étaient robustes, durables ou à usages infinis, et ce afin d'être en mesure de concurrencer les matières naturelles, il a fallu, presque au même moment, parvenir à associer les objets plastique à des produits jetables, à des biens à renouveler sans cesse. Il s'agissait d'automatiser le principe de la mise au rebut, et donc de systématiser le caractère irréfléchi de la logique d'abandon. Lors de la grande dépression de la fin des années 1920, l'industrie chimique était un secteur d'avenir, capable d'offrir chaque jour un peu plus d'emplois : *A plastic a day keeps depression away*[198].

Un indice du caractère raisonné de cette transformation « nécessaire » de la perception des objets plastique est à rechercher du côté des difficultés à commercialiser des biens « consommables et jetables ». En 1957, la revue *Modern Plastics* révélait certaines déconvenues des commerciaux de l'industrie plastique face à des « consommateurs peu enclins à accepter le fait que des marchandises aient été fabriquées pour être jetées, et, par conséquent, dussent être jetées et détruites[199] ». Les acheteurs préféraient des objets marqués par leur capacité à durer, voire à être réutilisés, à l'image de ce qui leur avait été jusque-là loué. « Une rééducation était nécessaire[200]. » En 1956, lors de son congrès annuel, un responsable de la Society of the Plastics Industry galvanisait son auditoire en ces termes :

> Le développement de vos activités doit viser le faible coût, les grands volumes, la fonctionnalité et la consommabilité de vos produits » – avec pour objectif de les retrouver « dans la charrette à ordures[201].

En bref, il fallait éduquer les consommateurs à un nouveau genre de consommation, celle des biens « conçus pour être jetés ». L'idée n'était pourtant pas neuve. En 1932 déjà, Bernard London publiait un pamphlet, rendu célèbre depuis à travers la popularisation de sa phrase titre : *Pour en finir avec la Grande Dépression grâce à l'obsolescence programmée*[202]. Dans ce texte, London tentait de définir la place des politiques publiques dans la relance de la croissance à travers une stimulation « artificielle » de la consommation par la création de déchets. Déjà, l'expression désignait un principe qui sera précisé et diversifié tout au long du XXe siècle[203] : celui de fonder le développement économique sur la destruction planifiée de la valeur des biens de consommation courante. En proposant à l'État de financer le rachat des biens arrivés à leur péremption, London pensait pouvoir garantir un dynamisme économique fondé sur la croissance perpétuelle de la production. Bien que les propositions de London ne fussent pas retenues, le principe de cycle de consommation est apparu renforcé, car il semblait alors pouvoir suggérer la possibilité d'une croissance illimitée : la destruction des biens, leur mise au rebut, est devenue la condition indépassable de leur renouvellement perpétuel. Cette volonté de faire de la mise au rebut un véritable stimulant pour la croissance économique est à associer à la création artificielle d'une insatisfaction permanente des acheteurs. McCoy, vice-président de DuPont, affirme quelques jours seulement après la fin de la Seconde Guerre mondiale qu'une « personne satisfaite est une personne stagnante[204] ». Constatant que le bien-être psychologique résulte en grande partie de l'accumulation de biens matériels, il en conclut qu'il y a danger pour les industries de production et pour le développement des économies de croissance si les besoins matériels sont tous satisfaits. Il faut donc veiller « à ce que les Américains ne soient jamais satisfaits[205] ». Avec l'avènement du « prêt-à-jeter », l'insatisfaction n'est même plus une condition pour le renouvellement du bien : l'objet produit est destiné à être mis au rebut.

Les plastiques ont acquis une place prépondérante dans les prémices de l'organisation de l'obsolescence programmée. La culture de l'abondance matérielle, de la prolifération des biens de consommation courante, a permis de développer une économie fondée sur l'adhésion au principe d'une croissance productive infinie.

> Les plastiques sont devenus les matériaux de choix de cette expansion sans fin. [...] [Ils] n'étaient pas qu'un simple support de cette prolifération matérielle. Ils l'ont incarnée autant que stimulée[206].

La *plasticité*, en tant qu'elle désigne les vertus propres à ces matériaux, s'est instituée comme vecteur de développement pour les économies fondées sur une consommation de masse : matériaux peu onéreux, protéiformes, leur légèreté quasi immatérielle semble ainsi induire leur « jetabilité ».

Les emballages plastique constituent un modèle du genre, tant ils semblent avoir puisé dans cette logique d'obsolescence les ressources nécessaires à leur prolifération. Ces biens à durée de vie souvent très courte se sont multipliés dès les lendemains de la Première Guerre mondiale, mais l'explosion de leur production a eu lieu essentiellement après la Seconde : l'apparition des supermarchés et du *self-service* ont largement facilité la diffusion des emballages plastique[207]. Développés dans un souci conjoint de protéger les biens – depuis leur fabrication jusqu'à leur consommation en passant par leur transport – et de les rendre désirables[208], ces emballages n'ont pour la plupart qu'un temps très limité d'usage. Un pot de yaourt individuel, par exemple, est généralement fabriqué à base de polypropylène (PP), dérivé lointain du raffinage du pétrole, qui est, rappelons-le, synthétisé en quelques millions d'années. Ces pots de yaourt qu'il est facile de consommer en quelques secondes sont la plupart du temps non recyclables : le coût induit par leur nettoyage industriel constitue aujourd'hui encore un frein à leur prise en charge par les filières de traitement des déchets. Plus encore, le temps de leur dégradation « naturelle » demeure largement indéterminé : si, en termes de pollution visuelle, certains affirment qu'il faut compter un demi-millénaire environ pour voir disparaître les déchets de PP fin, les traces des additifs qu'ils renferment peuvent théoriquement perdurer bien au-delà de ce délai[209]. Pourtant, entre le moment de la fabrication de son contenu, de son remplissage et sa consommation, le pot de yaourt va « servir » quelques semaines tout au plus. Ce télescopage temporel se vérifie pour l'essentiel des emballages plastique liés à l'alimentation : sacs, bouteilles, barquettes, films transparents, etc. Il semble constituer plus qu'un paradoxe, un obstacle de taille pour la promotion de la jetabilité des plastiques.

Confrontée à ce paradoxe des temporalités, la question de la jetabilité des plastiques s'est progressivement transformée en menace. Notamment dans les situations de stockage à l'air libre des déchets ménagers, les plastiques ne parviennent pas à s'indifférencier : ils demeurent visibles, identifiables, et constituent des nuisances qui excèdent largement les considérations esthétiques. La robustesse des plastiques à l'état détritique est devenue, au moment de la mutation des systèmes techniques du déchet, un des arguments visibles, presque préhensible par tous, de la crise de la société de la poubelle. Les décharges érigées en symbole des excès des sociétés de consommation constituaient alors le support de la dénonciation d'un mal grandissant. Cette véritable défiance à l'égard des matières plastiques est aujourd'hui réactivée par la compréhension des dangers potentiels et invisibles liés à leur difficile, voire impossible dégradation.

Le plastique est-il (bio) dégradable ?

Combien de temps faut-il à un sac plastique pour être dégradé ? La réponse à cette interrogation pourtant légitime suscite la controverse. Pour le grand public, la plupart du temps, cette question semble pouvoir trouver une forme de réponse à travers les supports d'information décrivant sur un même schéma la durée de dégradation des différentes familles de matériaux. Un morceau de polystyrène y est considéré « dégradable » en une cinquantaine d'années environ, les plastiques d'emballages en PVC ou en polyéthylène sont associés à des durées de dégradation de l'ordre du demi-millénaire. Mais ces données ne semblent valides qu'en termes de perception humaine : à partir de ces durées de dégradation, les matériaux dégradés sont « invisibles » pour l'œil humain. Les verres sont généralement associés à des durées de dégradation « indéterminée » : rien de plus logique dans la mesure où leur nature minérale exclut la possibilité même de leur biodégradation ! Cette appréhension esthétique de la durée de dégradation des matériaux est souvent à l'origine de malentendus, dans la mesure où elle ne prend peu ou pas en compte la toxicité potentielle liée à ces processus d'indifférenciation avec les milieux dits naturels.

La notion même de « biodégradation » concerne spécifiquement les matières putrescibles. En Europe, la norme qui liste les exigences relatives aux emballages valorisables définit les critères de biodégradation comme suit (selon que l'on se trouve en milieu aérobie ou anaérobie) :

> Sous l'action de micro-organismes en présence d'oxygène, [il est possible de parler de biodégradation s'il y a] décomposition d'un composé chimique organique en dioxyde de carbone, eau et sels minéraux, des autres éléments présents (minéralisation) et apparition d'une nouvelle biomasse ; en l'absence d'oxygène, [s'il y a] décomposition en dioxyde de carbone, méthane, sels minéraux et création d'une nouvelle biomasse[210].

La biodégradabilité est très largement utilisée aujourd'hui comme argument de vente, véritable valeur ajoutée, pour des produits souvent affectés, sur le plan commercial, par les dommages environnementaux associés aux déchets plastique.

Or, la définition de la biodégradation est corrélée à « l'apparition d'une nouvelle biomasse », c'est-à-dire à l'indifférenciation de la matière dégradée dans son milieu de dégradation : elle impliquerait donc, dans le cas des plastiques, la disparition totale des structures moléculaires de synthèse sous les effets conjugués des rayons ultraviolets, de l'oxygène (pour la dégradation aérobique) et de certains micro-organismes. Dans l'immense majorité des cas liés aux polymères de synthèse, si la dégradation « naturelle » a bien lieu à l'échelle du visible, à l'échelle moléculaire, le plastique ne parvient en rien à être dégradé. C'est parce que la robustesse des plastiques tend à laisser des traces sur la très longue durée et à des échelles dépassant largement les limites de la perception humaine, qu'en guise de réponses aux critiques adressées à ces matériaux omniprésents, l'industrie du plastique tend aujourd'hui à proposer des solutions « innovantes ».

Bioplastiques

Le développement de substituts aux dérivés carbonés dits non renouvelables ou d'origine pétrochimique et l'amélioration de la « biodégradabilité » des plastiques constituent deux des principales lignes d'horizon de l'industrie plasturgique contemporaine, qui entend désormais développer des produits qui ne laisseront pas de traces.

Les « bioplastiques » sont devenus, non sans paradoxe, une promesse d'avenir pour la filière industrielle de production des matières plastiques. À l'origine, le terme renvoie aux « ancêtres » des plastiques de synthèse : ces polymères naturels que sont le latex ou le caoutchouc, et qui ont servi de modèle au développement des polymères synthétiques. Mais, aujourd'hui, le terme désigne deux familles de matériaux qui semblent garantir un avenir durable au développement des plastiques. Les premiers, dits biosourcés ou agrosourcés, sont des matières fabriquées à partir de résines végétales, dérivés de productions agricoles, comme l'amidon de pomme de terre, l'amidon de maïs, le blé ou encore la canne à sucre ; mais cela n'induit en rien une amélioration de la biodégradabilité des polymères. Les seconds, tantôt dits « compostables », tantôt dits « fragmentables », sont caractérisés par une dégradabilité accrue, mais demeurent produits à partir de dérivés pétrochimiques. Fabriqués à partir de polymères « naturels », les plastiques agrosourcés fondent la plupart des espoirs de développement pour l'industrie de l'emballage. Issus de matières dites renouvelables, ils représentent une alternative à l'utilisation des dérivés du pétrole, mais ne sont pas systématiquement biodégradables ou compostables. De plus, la substitution par des plastiques agrosourcés de l'ensemble des plastiques consommés actuellement semble aujourd'hui peu réaliste, notamment en raison des coûts écologiques induits par leur production et de la pression agraire engendrée par l'exploitation non vivrière des terres cultivables. À l'inverse, certains plastiques d'origine pétrochimique sont aujourd'hui considérés comme « biodégradables ». Dans cette seconde acception de l'expression contemporaine du bioplastique, un certain flou est parfois maintenu autour du mode de dégradation en jeu. Si certains bioplastiques sont dits « oxo-dégradables », d'autres sont présentés comme « bio-fragmentables » ou « oxo-fragmentables ». Cette multitude de termes désigne, là encore, la plupart du temps, la capacité de certains matériaux à perdre rapidement leur forme originelle pour se diviser en petites particules, et ce, dans des conditions physico-chimiques spécifiques. Les matériaux d'emballages dits bio-fragmentables, fragmentables ou oxo-fragmentables sont des mélanges de polymères synthétiques (type polyéthylène) avec des additifs végétaux ou minéraux. La fin de vie de ces matériaux se traduit par une biodégradation des additifs et par une dégradation physique (visuelle) sans désintégrations moléculaires des éléments synthétiques. Ces matériaux ne répondent pas aux exigences fixées par la norme en vigueur. En effet, les tests de désintégration et d'écotoxicité ne sont pas conformes. Ces matériaux ne sont donc en réalité ni biodégradables, ni compostables. Le terme bio-fragmentable est pourtant fréquemment employé et parfois de façon abusive pour qualifier les matières plastiques additivées[211].

De nombreux travaux viennent ainsi critiquer ces termes, parmi lesquels l'oxo-dégradation, qui consiste essentiellement en une réduction du poids moléculaire et en la fragmentation du matériau. À ce titre, la France a récemment décidé d'interdire la production et la distribution de tous les plastiques dits oxo-fragmentables :

> La production, la distribution, la vente, la mise à disposition et l'utilisation d'emballages ou de sacs fabriqués, en tout ou partie, à partir de plastique oxo-fragmentable sont interdites. Un plastique oxo-fragmentable est dégradable mais non assimilable par les micro-organismes et non compostable conformément aux normes en vigueur applicables pour la valorisation organique des plastiques[212].

Un poison si discret

Beaucoup des questions qui structurent les débats consacrés aux déchets plastique renvoient à cette dimension microscopique du champ matériel : de quoi sont composés ces matériaux ? Dans quelle mesure, une fois de plus, peuvent-ils constituer un danger pour les hommes, mais également pour les environnements dans lesquels ils sont parfois abandonnés ?

Avant de proposer des pistes de réponses, il faut rappeler ce que désigne le terme plastique. Dans l'usage commun, il définit une famille élargie de matériaux de synthèse, c'est-à-dire qui ont été produits par l'action humaine, dont les caractéristiques chimiques sont fondées sur le principe de l'association entre une structure moléculaire de type polymère et divers additifs, que l'on qualifie encore communément de plastifiants – les plastifiants n'étant qu'une des nombreuses catégories d'additifs chimiques qui entrent dans la composition des principales familles de plastiques.

C'est autour du devenir détritique de ces additifs, de leur prolifération dans la biosphère, que se focalisent aujourd'hui les débats sur la toxicité potentielle des plastiques. La controverse récente la plus souvent évoquée autour de la menace invisible portée par les matières plastiques est probablement celle qui a trait à la toxicité du Bisphénol-A (BPA). Même si elle ne concerne qu'indirectement la question du déchet, le développement de conflits comparables tend aujourd'hui à se systématiser dès lors qu'il est question de ces éléments potentiellement dangereux qui composent de véritables zones d'ombre. La polémique s'est réellement développée dans le courant des années 2000, alors que la substance est abondamment utilisée depuis le début des années 1960 par l'industrie du plastique dans le secteur de l'emballage alimentaire, pour la fabrication de « films de contact », ces films recouvrant notamment les parois intérieures des contenants en métal ou en aluminium (boîtes de conserve, cannettes de boisson par exemple). Au milieu des années 1990, une équipe de chercheurs en endocrinologie menée par Frédérick Vom Saal met au jour, par erreur, la capacité du BPA à perturber le fonctionnement hormonal de souris exposées à des quantités infinitésimales de la substance[213]. Si les qualités de perturbateur endocrinien du BPA semblent connues depuis les années 1930, sa toxicité à très faibles doses demeure l'objet de la controverse : le danger sanitaire serait proportionnel à la diffusion extrêmement diversifiée de la substance, notamment dans le champ de l'emballage alimentaire. Vom Saal raconte à qui veut bien l'entendre comment la Society of the Plastic Industry a tenté dès 1997 de le convaincre de retirer sa publication et ce dans l'espoir de trouver une « issue mutuellement bénéfique[214] ». Il en vient à affirmer que ce sont ces mêmes industriels du plastique qui ont travaillé à la *fabrication d'un doute*, à la *création d'incertitudes* autour du BPA, finançant de très nombreuses études contradictoires[215]. Ici, la multiplication de travaux scientifiques semble avoir été à l'origine d'un flou épistémique : les équipes consacrant énormément de temps et d'efforts à la contradiction de leurs propres contradicteurs, la controverse s'est progressivement établie comme un état de fait, quasi indépassable. Pour autant, dès le milieu des années 2000, divers États ont commencé à appliquer le principe de précaution, réclamé depuis plusieurs années par les défenseurs des travaux de Saal. Le Canada, dans le cadre de son « plan de gestion des produits chimiques », interdit dès 2009 le BPA dans la fabrication des biberons, la France fera de même dès 2010, élargissant même le principe à l'ensemble des contenants alimentaires en 2011 ; la même année, le Parlement européen vote la directive 2011/8, et interdit à son tour le BPA dans la fabrication des biberons ; aux États-Unis, enfin, divers États ont voté, depuis 2009, des mesures d'interdiction partielle du BPA[216].

Les additifs qui pourraient faire l'objet de controverses similaires sont innombrables. En Europe, le protocole REACH est censé, depuis 2006, réglementer l'usage et la circulation des substances chimiques et assurer la diffusion d'informations afin d'améliorer « la protection de la santé humaine et de l'environnement ». Divers travaux attestent de la complexité à prouver la toxicité de certaines molécules et à appliquer toute tentative de régulation ou d'interdiction de leur prolifération[217], d'autres dénoncent très directement la mainmise des lobbies industriels sur l'organisation de l'institution[218]. Autour de cette controverse du BPA, il est possible d'entrevoir la façon dont s'organise, à l'endroit des matières plastiques, la mise en doute répétée de la toxicité des substances qui les composent. Si le caractère inoffensif des plastiques tend à être remis en question à travers ce type de scandales, la mise en contradiction, d'acteurs scientifiques notamment, participe à l'entretien d'une incertitude qui semble repousser toujours plus après la possibilité même d'une prise de position. C'est en poursuivant cette contribution à une forme d'agnotologie[219], d'étude de la fabrication d'une ignorance autour du « devenir déchet » des matières plastiques, qu'il est ici possible de saisir une part de l'ambivalence qui caractérise aujourd'hui nos relations à ces matériaux.

Le plastique est-il recyclable ?

Parce qu'ils ne parviennent pas sans intervention humaine à réintégrer le cycle du carbone, parce qu'ils tendent à demeurer visibles pour des durées indéterminées lorsqu'ils sont simplement déposés dans des milieux naturels, parce qu'ils constituent des dangers potentiels mécaniques et chimiques pour le vivant, les plastiques ne semblent pouvoir être des déchets moralement et écologiquement acceptables que s'ils ne quittent à aucun moment la sphère anthropotechnique au sein de laquelle ils ont été synthétisés. Les déchets plastique sont, en ce sens, un cas exemplaire du paradigme d'un déchet « pour » la technique. En effet, ce n'est que lorsqu'ils fuient à l'extérieur de la technosphère qu'ils représentent un danger potentiel pour les hommes et les milieux naturels.

Comme déjà évoqué, même si de nombreuses expériences de recyclage industriel des matières déchues en font une réalité depuis le milieu du XIXe siècle, la mise en place d'une filière permettant de traiter les déchets plastique date de la toute fin du XXe siècle. Entre l'immédiat après-guerre où les marchés de la consommation domestique sont inondés par les matières plastiques et la fin des années 1980, où commence à se mettre en place une industrie de la gestion du déchet plastique, les « Trente Glorieuses » ont laissé s'épanouir un déni, piloté ou non, des enjeux liés à l'accumulation croissante des rebuts d'origine synthétique.

Le recyclage s'institue à cette période comme une réponse possible à l'impasse constituée par l'impossible biodégradation des plastiques : le recyclage des déchets ménagers, et tout le dispositif sociotechnique qui le rend possible, est autant une solution qu'une promesse. Solution à la saturation des espaces de l'abandon, promesse d'infini à travers la clôture d'un prétendu « cycle de consommation ». Même si la définition juridique du recyclage est particulièrement restrictive[220], le terme désigne, dans les discours des usagers, un spectre élargi allant du dispositif technique industriel à l'objet qui tend à être abandonné, « mais qui n'est pas tout à fait comme un déchet ».

Même si les déchets plastique semblent pouvoir constituer une menace, celle-ci semble souvent désamorcée chez les jeteurs lorsque ceux-ci estiment utiliser « la bonne poubelle » : « Au moins, ça sera recyclé ! » À l'inverse, beaucoup soulignent que malgré le sentiment de faire « le bon geste », rien ne garantit que celui-ci sera prolongé par une « bonne gestion » du déchet. À l'image de la poubelle domestique de tri sélectif qui en constitue son point de départ symbolique, le système technique du déchet demeure représenté sur le mode de la boîte noire, dont la complexité d'organisation empêche de saisir avec certitude le devenir réel des déchets qui y circulent. Pour tenter d'y voir plus clair, il est possible de souligner deux familles d'arguments venant mettre en doute la recyclabilité des déchets plastique : l'un renvoie aux limites de leur « valorisation matière », de leur recyclage, l'autre aux problèmes posés par leur « valorisation énergétique », leur incinération.

En premier lieu, le recyclage des plastiques demeure, aujourd'hui encore, un défi technique rarement résolu : face à la très grande diversité des résines employées dans la fabrication d'objets, d'emballages et autres biens, il est particulièrement difficile d'obtenir un gisement détritique uniforme, ou « pur », garantissant un recyclage optimal. Pour faciliter l'identification des « familles de plastiques » recyclables, une typologie internationale des résines plastiques recyclables est progressivement adoptée. En 1988, la Society of the Plastic Industry canadienne met en place un canevas d'identification des résines plastiques[221]. Cette typologie devient la norme internationale et distingue sept catégories de plastiques réputés recyclables, associant chacune de ces « familles » à un logotype numéroté spécifique apposé sur tous les objets plastique. Le choix du ruban de Möbius comme emblème récurrent de cette typologie permettant d'insister, auprès des consommateurs, sur la recyclabilité de ces matériaux. Pourtant, malgré ces efforts fournis pour clarifier les différences imperceptibles entre différentes résines, ce découpage demeure, par trop d'aspects, grossier, et ce, notamment, au regard de l'infinie diversité des additifs employés dans la production de masse. Même lorsque le tri est « bien fait », et que les différentes résines sont séparées en usine de collecte, cette impureté caractéristique du gisement détritique demeure un frein à la réutilisation des résines plastiques recyclées pour des usages comparables à ceux d'origine : autrement dit, une bouteille de PET qui sera recyclée ne pourra qu'exceptionnellement être « refondue » en une nouvelle bouteille. C'est dans la mesure où les plastiques ne sont que rarement recyclés en des produits aux caractéristiques similaires que l'on parle aujourd'hui de « sous-cyclage[222] » : les matières plastiques insérées dans un processus de recyclage subissent, la plupart du temps, une dégradation qualitative intimement liée à leur métissage, à leur indifférenciation relative, dans les chaînes industrielles de traitement. Notre bouteille plastique, aujourd'hui très majoritairement en PET, déposée dans la « bonne poubelle » sera transformée en fibre textile (la « laine polaire ») sous l'appellation de « PET fibre », ou « polyester », dont le recyclage est, si ce n'est impossible, bien plus coûteux et complexe[223]. Dans la plupart des cas, la bouteille en plastique dite recyclée ne comporte qu'une proportion minoritaire de « R-PET », ou PET recyclé, toujours mélangée avec une résine dite vierge : l'augmentation de la proportion de « plastique effectivement recyclé » est devenue l'objet d'une véritable course à l'innovation industrielle, tant elle constitue un argument de vente décisif pour les producteurs industriels.

Le flou reste donc entretenu vis-à-vis de la recyclabilité réelle des plastiques : si, d'un point de vue chimique, le recyclage des polymères, par broyage, monomérisation ou polycondensation semble presque toujours techniquement possible, la mise en œuvre de cette « valorisation matière » à partir d'un gisement résolument hétérogène constitué par les déchets ménagers demeure à l'état de promesse rarement réalisable. Malgré les limites induites par ces difficultés multiples, force est de constater que le devenir des déchets s'est progressivement institué en un argument de vente des produits et emballages plastique : la recyclabilité et la nature totalement ou partiellement recyclée de certains de ces produits s'inscrivent comme des facteurs de leur légitimation, de leur acceptabilité : pour l'éco-citoyen, la consommation *durable* passe aussi par ce choix du « recyclé ».

En second lieu, le traitement par combustion des déchets plastique génère des formes invisibles de pollution. L'évolution des infrastructures d'incinération, au cours de ces vingt dernières années, est en ce sens éclairante. Un des principaux arguments des « nimbystes » contre l'installation d'usines d'incinération de déchets a longtemps été lié à la toxicité des fumées de celles-ci : la combustion de certains déchets engendrant l'émission de « polluants organiques persistants » (POP). Ces nanoparticules, parmi lesquelles les fameuses dioxines dont la présence même est parfois complexe à établir, se sont retrouvées accusées d'être à l'origine d'innombrables pollutions et autres pathologies chez l'homme comme chez l'animal. En guise de réponse à cette menace invisible, les collectivités publiques et les principaux acteurs du *waste management* ont dû mettre en place des solutions de filtrage des particules émises par les incinérateurs : ces filtres, dont le coût de construction et d'entretien s'est avéré parfois comparable au coût initial des installations, ont dû être régulièrement changés, au gré de l'évolution des textes réglementaires[224]. Plus encore, les résidus de ces filtrages de fumées d'incinération se sont avérés tellement toxiques qu'il a fallu imaginer des dispositifs de stockage spécifiques. Pour qualifier ces restes-là, certains ont ainsi commencé à évoquer de véritables « monstres » : des déchets « sauvages » [225] qu'il semblait impératif d'isoler, dans des conditions spécifiques. L'expression « déchet ultime » désigne donc aujourd'hui ces déchets des déchets, ceux dont la toxicité, la dangerosité caractéristique, semblait pouvoir les associer à une forme « d'en-soi » du déchet. Par là, je souhaite indiquer qu'à l'image de certains résidus des activités nucléaires, la condition « d'abandon », de mise à l'écart, de l'objet déchu semble s'instituer en un impératif pour le maintien et le déploiement même de la vie. Les modalités techniques de gestion de ces déchets ultimes, dont une bonne proportion est constituée par ces résidus des processus d'incinération, se rapprochent des procédés préconisés par les filières du nucléaire : les « centres d'enfouissement technique de niveau 1 », désormais appelés « installations de stockage de déchets dangereux » (ISDD), en France, pourraient s'apparenter aux projets d'enfouissement des déchets radioactifs de très longue durée. La possibilité même de leur abandon est avant tout affaire de maîtrise technique. Parce que leur seule présence au monde constitue un danger pour la vie, ces déchets, qu'ils soient « ultimes » ou nucléaires, *doivent* être isolés, enfouis et oubliés.

Interdire les plastiques ?

En extrapolant les taux actuels de consommation, on estime aujourd'hui que la masse totale des déchets plastique à gérer représentera 33 milliards de tonnes en 2050[226].

Face à la prolifération incessante de leur matérialité invasive et constatant les échecs successifs des promesses de « contrôle » de leur traitement, il est légitime d'accorder un caractère d'urgence à la mise en œuvre de solutions réglementaires, juridiques et plus largement politiques.

Du côté de la législation, les sacs plastique, ou « sacs de caisse » sont depuis deux décennies la cible de nombreux textes de lois émanant des quatre coins du globe et visant leur interdiction. En quelques années, un chapelet d'États a procédé à l'interdiction de la fabrication, de la distribution et de la circulation de certains « sacs de supermarché » sur leurs territoires. Le premier d'entre eux fut le Bangladesh : suite à deux inondations ayant touché les deux tiers du territoire en 1988 et 1998, les innombrables sacs en polyéthylène retrouvés dans les canalisations d'évacuation des principales agglomérations furent accusés d'être responsables de ces catastrophes. En 2002, après un long débat public, le Premier ministre Khaleda Zia décrète l'interdiction de produire, de commercialiser et d'utiliser les sacs en polyéthylène[227]. Certains États indiens s'inspirent de cet exemple et, entre 2003 et 2010, ces mêmes sacs seront interdits dans l'Himachal Pradesh (2003), le Maharastra (2005), Chandigarh (2008), Dehli (2009), Bombay, le Sikkim, le Kerala et le Rajasthan (2010)[228]. Les résultats étant parfois mitigés, cette interdiction est même, dans certains cas, étendue à l'ensemble des sacs plastique. En Chine, les sacs plastique fin ont été bannis en 2008. L'Afrique n'est pas en reste : le Rwanda, depuis 2004, le Gabon, le Togo, la République démocratique du Congo, l'Afrique du Sud, le Tchad, le Maroc et, plus récemment, le Mali et la Mauritanie[229] ont tous adopté cette politique radicale d'interdiction des sachets plastique.

Ces politiques nationales mises en œuvre par les pouvoirs centraux semblent ici davantage concerner les pays du Sud. Mais de nombreux Nords, plus riches, ont également entamé cette « guerre » contre le sac plastique. Des politiques fiscales contraignant la distribution gratuite de ces sacs plastique ont d'abord été mises en place. Le cas irlandais est souvent cité en exemple, parce qu'il s'avère être l'un des plus anciens : une taxe de quinze centimes d'euros par sac plastique distribué a été mise en place dès 2002, réduisant en moins de quatre ans la consommation nationale de près de 90 %[230]. La Belgique, l'Allemagne, l'Espagne, la Norvège, la Bulgarie, le Pays de Galles et le Danemark adoptent des lois similaires entre 2003 et 2011. Mais, le plus souvent, les pays les plus riches ont laissé la législation se développer sur le plan local. De très nombreuses municipalités ont mis en place une interdiction parfois totale de la distribution de ces sacs de caisse : en Amérique du Nord, on compte parmi elles San Francisco, Los Angeles ou encore Toronto ; en Europe, la ville de Modbury (Angleterre) se targue d'être la première municipalité européenne à avoir interdit la distribution de sacs plastique, en 2007[231]. En 2015, une directive européenne vise à uniformiser cette logique de régulation de l'usage des sacs de caisse. Toutefois, la fin du sac de caisse ne signifie en rien l'abandon du sac en polyéthylène. À l'inverse, certains soulignent que la multiplication de ces interdictions a largement contribué à doper le marché des sacs-poubelle, plus épais, dont la fabrication demande davantage de matière et d'énergie, et dont la toxicité est parfois supérieure à celle communément admise pour les sacs de caisse : en 2009, 96,8 % des sacs à ordures produits en France sont composés de polyéthylène directement tiré du pétrole brut[232]. La question du potentiel « effet rebond » corrélatif à l'interdiction de telle ou telle famille d'objets plastique est devenue l'objet de controverses, dont l'arbitrage semble devoir être effectué à travers de savants calculs d'impact, « d'analyse de cycle de vie » ou « d'empreinte carbone » : les industries plasturgistes, par exemple, aiment à rappeler que face au sac en papier, le sac plastique demeure la meilleure solution, au regard, notamment, des quantités d'eau nécessaires à la production des premiers[233].

Face à leur toxicité avérée, vient donc se poser la question du statut qu'il semble nécessaire de concéder aujourd'hui à ces restes pourtant si familiers. Les plastiques, longtemps portés par leurs promesses de plasticité, sont aujourd'hui confrontés à leur robustesse particulièrement invasive : pourtant, ils restent assimilés à la catégorie des déchets « banals » ou « non dangereux ». On peut retenir une distinction simple dans l'infinie complexité des nomenclatures du déchet : il existe d'un côté des déchets dangereux, de l'autre, des déchets qui ne le sont pas. À la différence des seconds, les déchets dangereux font l'objet d'un suivi spécifique, tout au long de leur cycle de vie (de la production à leur mise au rebut) et ne sont à aucun moment censés quitter la sphère technique de leur bonne gestion. Une directive européenne de 2008 permet d'identifier la quinzaine de « propriétés de danger » qui cadrent leur définition : parmi elles, on trouve les catégories « explosif », « irritant », « toxique », ou encore « cancérogène » et « écotoxique »[234]. En février 2013, dans la très respectée revue *Nature*, des chercheurs en médecine, biologie et écologie émettent un appel à classifier les déchets plastique comme « déchets dangereux »[235]. Soulignant que parmi les 280 millions de tonnes de plastique produites chaque année dans le monde, moins de la moitié parvient *in fine* à être traitée, les chercheurs indiquent que les 150 millions de tonnes annuelles restantes alimentent donc ce « monde plastique », fait d'océans et de terres littéralement envahis par ces résidus. Encourageant la classification des déchets plastique dans la catégorie des déchets dangereux, ces scientifiques espèrent qu'une telle modification législative permettra d'améliorer les modalités de traitement de ces restes-là, tout en stimulant la recherche de matériaux alternatifs. Cependant, tout le monde semble d'accord pour souligner que la loi ne pourra en rien effacer les traces parfois imperceptibles de plusieurs décennies d'accumulation détritique.

Certains ont plutôt fait le choix d'un changement radical d'attitude vis-à-vis des matières plastiques. Le chercheur et activiste Marcus Eriksen, membre de l'Algalita Marine Research Foundation, considère que « la prise de conscience doit désormais se transformer en actes ». Lorsqu'il s'agit pour lui de répondre aux éventuelles solutions à mettre en œuvre pour « résoudre » le « problème » des agglomérations géantes de débris plastique, sa réponse prend, là encore, la forme d'une métaphore : « Il faut couper le robinet[236] ! » Marcus Eriksen en appelle à une forme de « boycott citoyen » : le refus d'acheter ou d'utiliser toute matière plastique, notamment sous la forme de produits jetables. Ce même mot d'ordre est repris par le mouvement « Plastic free ». Depuis quelques années fleurissent sur internet des blogs consacrés à des expériences de « vie sans plastique ». Beth Terry, une Californienne d'une soixantaine d'années, est la figure de proue de ce mouvement aux dimensions encore incertaines. En 2012, elle publie un « guide pratique » fourmillant d'astuces pour se passer des matériaux plastiques dans la vie de tous les jours[237]. Un trait commun aux diverses initiatives actuelles d'appel à l'abandon des plastiques est la place accordée aux « océans de plastique » présentés comme déclencheurs d'une prise de conscience individuelle. Beth Terry veut être exemplaire, mais se passer des matières plastiques au quotidien est-il aujourd'hui seulement possible ? Le simple fait de diffuser par internet ces « bonnes pratiques » induit l'existence d'infrastructures techniques qui ne sauraient fonctionner sans les matériaux plastiques. Marginalisé, souvent tourné en ridicule, le mouvement reste aujourd'hui encore parcellaire et demeure la plupart du temps exclu des débats publics. Les appels à l'interdiction de la production et de la circulation de *tous* les matériaux plastiques apparaissent simplement irréalistes tant ces matières sont aujourd'hui omniprésentes dans un « monde de biens » aux allures de « monde plastique ».

L'histoire détritique de ces matériaux prométhéens cristallise aujourd'hui la façon dont les productions humaines ont colonisé la planète à toutes les échelles : des gigantesques océans de plastique aux particules nanométriques, issues parfois des processus de traitement des déchets, les polymères et leurs additifs composent désormais notre environnement autant que nos corps et ceux de l'ensemble des organismes vivants. Malgré tous les efforts déployés pour les maîtriser, pour les traiter, pour les valoriser, leur présence *là où on les attendait le moins* semble désormais irréversible. Alors même qu'une grande part de leur succès s'est fondée sur leurs facultés à « préserver l'environnement », sur leur capacité à protéger les biens de consommation, à les emballer, à les enjoliver, force est de constater que nous sommes désormais contraints d'essayer de nous protéger de leur prolifération invasive.

4.

RETOUR À LA TERRE
LES NOUVEAUX CHIFFONNIERS

Terre !

Accusés d'être à l'origine des grands maux de la modernité urbaine, les tas d'immondices en putréfaction ont été progressivement bannis des centres-ville des Nords à la fin du XIXe siècle. D'un même mouvement, l'élimination et l'abandon de ces restes organiques à l'extérieur de la cité ont transformé ces « morceaux de nature » en externalités négatives, acte de naissance pour l'acception contemporaine du déchet. La fin de la circulation des matières organiques de la campagne à la ville et de la ville à la campagne a d'abord été présentée par certains entrepreneurs de la modernité comme un progrès à la fois technique, sanitaire et social. Pourtant, dès les premiers moments de ce mouvement de modernisation, les conséquences de cette urbanisation galopante, concentrant les matières organiques résiduelles à l'extérieur des villes, ont bien été l'objet d'inquiétudes vives émanant tant des penseurs de la matérialité que de nombreux techniciens spécialisés. Au Royaume-Uni, par exemple, l'historien Jean-Baptiste Fressoz rappelle que le phénomène est décrit alors comme une « rupture métabolique », entraînant une baisse générale de la fertilité des sols :

> Si la plupart des ingénieurs et des hygiénistes utilisent l'argument de la rupture métabolique pour défendre leurs projets d'assainissement et de valorisation agricole des vidanges [...], pour certains, la rupture métabolique signale un vice fondamental de l'impérialisme économique britannique[238].

Même le chimiste Justus von Liebig (1803-1873), inventeur des engrais chimiques, a très tôt exprimé de sérieuses inquiétudes vis-à-vis de ce risque d'épuisement des sols[239]. L'enjeu central était – et demeure encore – la constitution d'un *humus* : ce terme, qui en latin signifie « le sol », désigne aujourd'hui la matière organique provenant de la décomposition partielle des matières animales et végétales.

Sans retour à la terre de la matière organique, les nutriments s'y raréfient et tendent à rendre les sols incultivables. La fin des composts urbains et leur disqualification progressive ont imposé l'usage d'intrants de substitution et autres procédés de fertilisation chimique, devenus au fil du XXe siècle une norme pour la production agricole. Malgré les alertes, cette carence des sols n'a été reconnue que tardivement, l'agronomie conventionnelle s'imposant entre les années 1870 et les années 1970 semblant valider l'idée selon laquelle la fertilisation artificielle des sols était la seule capable de permettre des rendements à la hauteur des besoins du développement démographique. L'abandon, l'élimination, la « mise hors sol » du résiduel organique semble avoir été à la fois un des facteurs d'une dégradation des sols cultivables[240], et en même temps l'acte de naissance d'une acception moderne du déchet.

Ce n'est que récemment que la question de l'exploitation des gisements de déchets organiques est redevenue un enjeu technique majeur dans les discours publics : en effet, la séparation des restes putrescibles du reste des déchets ne devient un enjeu prioritaire dans les pays riches que bien après la mise en œuvre du tri sélectif des matériaux dits « recyclables ». C'est comme si, obnubilés par la valorisation économique des déchets *pour* la technique, les gestionnaires modernes des déchets avaient oublié la part fermentescible de nos poubelles, leur part organique.

L'amnésie autour du déchet organique

De quoi le déchet organique est-il le nom ? Pour les chimistes, l'adjectif « organique » désigne la partie de leur discipline qui s'intéresse aux composés du carbone – c'est-à-dire aux substances composées d'une liaison carbone-hydrogène (CH) au moins –, mais ici, l'adjectif désigne plutôt le champ du résiduel constitué par les matières dites « biodégradables ». Certains parleront alors de « biodéchets », catégorie au sein de laquelle il semble pertinent de distinguer les déchets alimentaires (résidus de préparation, restes de cuisine) des « déchets verts » (essentiellement résidus des activités de jardinage et/ou des plantes d'agréments), ainsi que des autres restes biodégradables (excréments d'animaux par exemple). Paradoxalement, la décomposition du déchet organique – par essence végétal ou animal – permet de libérer ses composés minéraux, garants de la fertilité des sols mais également responsables de l'eutrophisation des milieux dans lesquels sont concentrés les résidus de l'activité productive. En France, le terme le plus souvent employé par les acteurs techniques du déchet demeure l'expression « fermentescible » : ici, on insiste bien sur le potentiel d'activité de la matière, sa corruptibilité, par opposition à l'inerte qui, lui, paraît stable, durable.

C'est cette biodégradation qui pose problème aux dispositifs techniques de gestion des déchets. Dans les situations de stockage notamment, l'enjeu majeur tient au fait que ces déchets-là ne sont pas « inertes » : ils continuent de « vivre » par-delà le temps de leur usage. Dans les décharges, la dégradation de ces résidus est à l'origine du rejet de lixiviats, souvent toxiques, et d'autres gaz, parfois inflammables. De même, les processus de biodégradation sont le terreau d'un développement bactériologique difficilement contrôlable qui engendre des déséquilibres écologiques et des risques sanitaires importants – on peut évoquer, par exemple, la problématique de la pollution des eaux souterraines par les nitrates. Du côté de la « valorisation énergétique » par incinération, l'omniprésence des restes putrescibles constitue encore aujourd'hui un problème de taille : la masse du déchet organique est essentiellement aqueuse, ce qui nuit aux processus de combustion. Mélangés aux autres restes, ces déchets organiques sont donc non seulement inexploitables, mais ils viennent de surcroît nuire au rendement des incinérateurs.

La question de la séparation des déchets organiques du reste du gisement détritique est ainsi, non sans paradoxe, un chantier « nouveau » pour les systèmes techniques du résiduel. En France, près de vingt ans séparent la mise en œuvre des premiers dispositifs de tri des matières recyclables de ceux consacrés aux biodéchets. Les villes de Rennes ou de Montpellier font figure de précurseurs, car elles ont lancé dès la fin des années 1990 des dispositifs de récupération différenciée des déchets organiques. Mais cette collecte séparée peine à se mettre en place dans des contextes urbains denses. Au milieu des années 2000, constatant que la masse du « tout-venant », c'est-à-dire des déchets ménagers non triés, était constituée pour moitié ou presque de résidus organiques, et devant se plier aux objectifs fixés par les règlements européens, divers États ont cherché à mettre en œuvre une filière de traitement spécifique. Mais, plutôt que de tenter de transformer ces gisements putrescibles en compost, il a semblé plus simple de se concentrer sur la production électrique : en anaérobie, les processus de putréfaction dégagent de grandes quantités de méthane qu'il est facile de faire brûler pour produire de l'énergie. Ce choix du feu a été effectué notamment au regard de la difficulté et des coûts nécessaires à la valorisation matière des déchets organiques : le compostage industriel des déchets organiques n'est possible qu'en présence d'un gisement de déchets « pur », c'est-à-dire exempt de substances toxiques ou de restes imputrescibles (résidus plastique notamment)[241]. Hormis certains rares exemples de fermes de lombricompostage néozélandaises ou d'usines de méthanisation couplées à des centres de production de compost au nord de l'Italie, la qualité des composts produits à l'échelle industrielle est rarement compatible avec les normes sanitaires qui permettraient leur utilisation.

Par opposition à cette valorisation énergétique – transformation des matières organiques en électricité par procédés de méthanisation –, le retard pris à l'endroit de la valorisation matière des déchets organiques – c'est-à-dire la production d'engrais biologiques – doit ici constituer un objet d'étonnement : les dispositifs techniques du déchet organique qui tendent aujourd'hui à catalyser les processus propres au cycle du vivant semblent non un modèle, mais davantage une réinterprétation du cycle des matières recyclables. Autrement dit, la filière de gestion des matières « recyclables » a constitué le modèle technique pour penser la gestion des restes « compostables ». Preuve en est le choix fréquent du développement de centrales à biomasse pour assurer la gestion de cette part organique du champ détritique : structurée autour de la filière dite « bois-énergie » visant la reconversion « écologique » des centrales à charbon, l'énergie qui y est produite est considérée par le législateur comme « renouvelable » ; cette filière est même celle qui a connu la plus forte croissance et représente la première source d'énergie dite renouvelable en France. Ces centrales permettent la valorisation par combustion directe de pans entiers de la production détritique issue du monde agricole – et notamment de la sylviculture – et par combustion du méthane des déchets ménagers fermentescibles. Cette énergie est produite à partir d'un gisement de matières carbonées qui, dans ces conditions, ne peut effectuer un quelconque retour à la terre. Héritiers du modèle de l'incinérateur, les systèmes techniques de gestion des déchets tendent à privilégier la combustion à la gestion des processus de décomposition.

Collecte différenciée, usines de valorisation énergétique par méthanisation, couplées ou non à des centres de compostage ou encouragements à la gestion domestique des biodéchets, de très nombreuses dispositions sont prises depuis une dizaine d'années, faisant du déchet organique un nouvel *eldorado* du système technique de gestion détritique. On assiste à une seconde phase de « verdissement » du *waste management.* Il apparaît clairement que l'objectif central de cette optimisation de la gestion des déchets organiques n'est en rien une réponse à la problématique évoquée du retour à la terre, encore moins une façon de répondre à la rupture métabolique initiée au tournant du XIXe siècle. Autrement dit, il ne s'agit pas de développer des solutions pour réinventer une synergie d'enrichissement des sols, encore moins de préserver les stocks de ressources carbonées. Il apparaît plutôt que la législation a favorisé l'enjeu économique et technique d'optimisation des dispositifs existants, en passant, une fois encore, par l'appel à contribution de « l'armée verte » des éco-citoyens. La réforme du biodéchet s'organise aujourd'hui autour du *credo* de la « lutte globale » contre le gaspillage alimentaire, devenu un enjeu structurant des politiques publiques des pays les plus riches.

Lutter contre le gaspillage

En quelques dizaines d'années, les discours industriels et publics ont fait du gaspillage une des expressions contemporaines associées à un « problème des déchets ». Il est celui-là même qu'il s'agit de réduire, de prévenir : figure de l'excès, le gaspillage renvoie à une forme d'*hybris*, à la démesure des sociétés contemporaines. Étymologiquement, pourtant, le gaspillage dérive du *gaspailler* issu d'un dialecte nantais, qui désigne simplement le « rejet », le fait de répandre des balles de blé, et du *waspa* gaulois, désignant la « nourriture », puis seulement « la nourriture du bétail, le déchet »[242] : il s'agit de qualifier des pratiques liées à des sous-produits de l'activité agricole. Sous l'influence du *wespail* wallon, l'expression a très certainement abouti au terme *waste*, en anglais, qui désigne tout à la fois le gaspillage et le déchet. Le gaspillage entretient donc, depuis longtemps, un lien intime avec les processus alimentaires et la chose organique. Dans l'épaisseur sémantique du mot « gaspillage », on comprend même comment le déchet peut être perçu comme un signe extérieur de richesse : « La richesse de l'agriculteur ne s'appréciait-elle pas à l'ampleur du tas de fumier, dans la cour de la ferme ? [243] »

En 2011, la FAO publie un rapport dénonçant les pertes alimentaires sur l'ensemble des maillons de la chaîne de production-consommation[244]. Ses auteurs estiment que près d'un milliard et demi de tonnes de denrées alimentaires destinées à la consommation humaine sont gaspillées chaque année dans le monde, soit environ un tiers de la production alimentaire globale[245]. Si les pertes observées dans les pays les plus pauvres sont associées à des enjeux techniques et financiers, à des manques de moyens de modernisation des chaînes de production alimentaire, à l'inverse, dans les pays à revenu moyen et élevé, ce sont les pratiques des consommateurs qui sont visées en priorité :

> Les pertes et gaspillages alimentaires dans les pays à revenu moyen et élevé sont causés principalement par le comportement des consommateurs et le manque de coordination entre les différents acteurs de la chaîne alimentaire. [...]. Les consommateurs, par des achats mal gérés et des dates de péremption mal maîtrisées, peuvent également être à l'origine d'un gaspillage important, amplifié par le fait qu'ils peuvent se permettre de gaspiller la nourriture[246].

S'il distingue bien la notion de « perte », renvoyant aux résidus de la chaîne de production, de celle de « gaspillage » désignant ceux liés aux processus de consommation (achat des ménages et distribution)[247], le rapport semble cibler très directement les individus comme responsables d'une frange non marginale du gigantesque gâchis en jeu dans les pays les plus riches.

> Dans les pays industrialisés, des solutions prises au niveau des infrastructures industrielles et productives n'auraient qu'un effet marginal si les consommateurs continuent à gaspiller les denrées alimentaires dans des proportions aussi importantes que celles actuellement constatées. Les ménages doivent être informés et doivent modifier leur comportement qui est à l'origine des niveaux élevés actuels de gaspillage alimentaire[248].

Ici encore, le jeteur se voit rendu coupable de ses excès détritiques, sans qu'à aucun instant ne soit posée la question de la surproduction alimentaire, ni de son histoire. Pour tenter de pallier cette lacune, l'historien et activiste britannique Tristram Stuart s'est efforcé de mettre en perspective la question du gaspillage avec les avantages qu'il pourrait constituer pour ceux qui le réalisent. Reprenant les hypothèses de l'anthropologue Marvin Harris, il souligne que pour garantir des conditions propices à leur développement démographique, les sociétés humaines s'appuient généralement sur une production alimentaire excédentaire. Or, Stuart insiste : « le surplus que génère l'Occident de nos jours dépasse dans de telles proportions les besoins nutritionnels de la population qu'il est difficile de croire que cet excédent est nécessaire, sain ou sans danger ». Ce gaspillage a servi à alimenter l'aide alimentaire internationale, des Nords vers les Suds :

> Les dons de pays occidentaux comme les États-Unis ont servi de soupape de sécurité pour écouler la surproduction nationale, permettant aux agriculteurs d'échapper à la faillite. En 1961, l'administration Kennedy a dû gérer le plus important excédent qu'ait connu l'Amérique, et c'est ainsi que sont nées les politiques d'aide internationale[249].

Le don alimentaire a constitué un double avantage pour les pays les plus riches : il semble avoir permis à la fois de justifier la surproduction globale et en même temps d'asseoir la domination politique et économique des sociétés les plus puissantes sur les plus fragiles. Faute de poser la problématique du gaspillage alimentaire au prisme de l'histoire de la surproduction, comme vecteur structurel du développement, le rapport de la FAO tend à faire du consommateur final un coupable idéal et à reléguer au second plan les mécanismes de production excédentaire.

Associant le fait de « jeter » à une charge morale négative supplémentaire sur les jeteurs, ce rapport revêt une importance cruciale dans la mesure où il semble avoir stimulé – si ce n'est contraint – la mise en œuvre de nombreux programmes nationaux de « lutte contre le gaspillage alimentaire » visant moins les producteurs que les consommateurs. Il faut évoquer ici le programme US Food Waste Challenge, lancé en juin 2013, et coordonné par le département américain de l'agriculture et l'EPA (Environmental Protection Agency) pour promouvoir « la réduction, la récupération et le recyclage des déchets alimentaires ». Un programme comparable a été initié par une résolution du Parlement européen, dès janvier 2012[250]. Concrétisé en France à travers le Pacte national de lutte contre le gaspillage alimentaire, le protocole a été signé, en juin 2013, par la fédération des marchés de gros, les représentants des industries agroalimentaires, des producteurs agricoles, de la grande distribution, de la restauration collective, de la restauration commerciale et des collectivités territoriales. Dans les deux cas, ces projets s'appuient sur les constats du rapport de la FAO. Il s'agit de dispositifs non coercitifs, essentiellement incitatifs, visant notamment à « modifier la notion de date limite de consommation optimale » afin qu'elle soit plus explicite pour le consommateur, mais également à mettre en place des moyens pour favoriser le don alimentaire, à informer la population et les acteurs concernés afin d'optimiser le stockage des aliments, et à former écoles et professionnels. Des « bonnes résolutions » en somme.

Dans certains États, la lutte contre le gaspillage a pris une tournure plus radicale. En Corée du Sud, le dispositif légal a été poussé à l'extrême : interdisant, depuis 2005, la mise au rebut indifférenciée des déchets alimentaires, une loi contraint les jeteurs à effectuer le tri de leurs déchets organiques. Le non-respect de ce principe soumet les jeteurs à une amende. Les sacs destinés à recevoir ces déchets sont payants : « plus vous gaspillez, plus vous devez payer ». Aujourd'hui, près de 98 % des déchets alimentaires sont triés en Corée du Sud et utilisés pour nourrir divers types d'élevages ou pour alimenter usines de méthanisation et de compostage[251]. Ici, plus que jamais, c'est « le consommateur » final qui porte l'essentiel de la responsabilité du gaspillage en cours, alors qu'une certaine rationalité économique semble interdire d'agir sur les modes de production, les acteurs industriels et les chaînes de distribution. En France, la loi dite de transition énergétique mise en place en 2016 entend systématiser ce principe du *pay as you throw* à travers diverses formes de « redevances incitatives », mais elle tend également à déplacer la focale du consommateur vers le producteur, en interdisant la mise au rebut ou la destruction de denrées alimentaires consommables par les distributeurs et en rendant obligatoire le don des invendus à des associations dédiées[252].

Des nouveaux chiffonniers ?

Si la question du déchet organique a été un oubli remarquable de la mutation environnementale de la gestion des déchets à la fin du XXe siècle, il est important de souligner que beaucoup n'ont pas attendu les encouragements moralisateurs et « éco-citoyens » à la réduction du gaspillage pour se confronter à la question des restes putrescibles. Le champ des déchets organiques a, d'une certaine façon, constitué un front de résistance aux normes sociotechniques de la gestion des déchets. Déjà, au début du XIXe siècle, le philosophe et homme politique Pierre Leroux avait fait de la gestion du déchet organique un moyen de penser une nouvelle économie politique fondée sur sa théorie du *circulus*[253].

> Selon Leroux, chacun étant à la fois producteur et consommateur, les « déchets » qu'un individu produit devraient être utilisés pour produire d'autres biens. [...] Cette théorie du *circulus* est abondamment tournée en dérision comme une excentricité caractéristique du socialisme romantique. Elle reflète pourtant une interrogation récurrente sur les liens entre capitalisme et déchets[254].

Dans de nombreuses expérimentations communautaires plus récentes, érigées en symboles des mouvements sociaux alternatifs des années 1970, le retour à la terre s'impose comme un fil rouge structurant une éthique du rapprochement entre les hommes et les terroirs : on peut citer le Larzac ou les Cévennes[255] en France, ou ailleurs, à Auroville, par exemple, dans le Tamil Nadu en Inde, qui plus de quarante ans plus tard continuent de s'essayer à diverses formes d'utopies concrètes. Le déchet organique est un terrain particulièrement riche pour penser des alternatives au modèle de production industriel centralisé : la matérialité des restes putrescibles tend par elle-même à résister à certaines caractéristiques du marché global. Le déchet organique supporte mal les déplacements, sa matérialité putrescible empêche sa mise en circulation mondialisée : pourquoi faire « voyager la merde » ? Le processus de dégradation, cette mort en jeu dans le déchet organique, impose de penser sa gestion dans sa proximité avec le lieu de sa production.

Ce que je propose d'explorer dans la suite de ce chapitre, c'est la façon dont certains groupes d'acteurs ont fait de la gestion des déchets organiques d'abord, puis de leurs relations aux restes, en général, l'occasion du développement d'un *ethos* se distinguant de la morale éco-citoyenne. « En y mettant les mains », des pistes nouvelles semblent s'ouvrir : elles indiquent des alternatives symboliques aux acceptions contemporaines du déchet qui l'assimilent à un mal à abattre, à une pathologie mortifère. Pourquoi s'intéresser à des pratiques marginales et souvent décrites comme militantes de gestion des déchets ? Dans quelle mesure le lombricompostage, notamment, impose aux jeteurs – comme au jeté – un type de relation avec le rebut qui échappe à la logique de « l'élimination-disparition » ? L'hypothèse que je défends ici consiste à faire de cet ensemble de pratiques des formes « d'expérimentation active » : des tentatives « en actes » de débordement des diverses limites – tant pratiques que symboliques – que semble imposer le système technique du déchet aux usagers. Elles dessinent les contours d'un « processus de subjectivation », dans l'acception qu'en propose Gilles Deleuze à la suite de Michel Foucault :

> On peut en effet parler de processus de subjectivation quand on considère les diverses manières dont des individus ou des collectivités se constituent comme sujets : de tels processus ne

> valent que dans la mesure où, quand ils se font, ils échappent à la fois aux savoirs constitués et aux pouvoirs dominants. [...] sur le moment, ils ont bien une spontanéité rebelle[256].

L'expérience de ces nouveaux chiffonniers pourrait s'apparenter à un de ces pas de côté fertile, révélant, peut-être, le potentiel subversif des déchets.

Le lombricompostage ou l'éthique du ver de terre

Apparu au début des années 1980, le lombricompostage reste encore aujourd'hui une pratique marginale mais elle est emblématique de ces expériences d'autogestion de la chose détritique[257]. Mary Appelhof est souvent présentée comme celle qui a rendu accessible « à la ménagère » les innombrables vertus des lombrics. Biologiste de formation, elle conçoit, dès le début des années 1970, des prototypes de fermes domestiques à vers de terre : surnommée la *Worm Woman*, son ouvrage *Les vers mangent mes déchets*[258] est considéré comme une des origines du développement des pratiques domestiques de vermicompostage. Elle propose de réaliser un élevage non dans l'esprit d'une production de lombrics, mais bien pour répondre à un certain nombre de nuisances liées au stockage domestique des déchets organiques. L'utilisation des vers de terre dans la gestion domestique des rebuts a très vite fait des émules. De quelques milliers de personnes dans les années 1980, Appelhof affirme en 1997 qu'il existe plusieurs millions d'adeptes du lombricompostage à travers le monde[259]. Ces « lombritravailleurs », comme elle aimait à qualifier ceux qui « utilisent les vers pour manger nos déchets », constituent une communauté informelle de praticiens en perpétuelle expansion, la clé de ce développement résidant dans le principe de transmission orale des bases empiriques du lombricompostage. Le lombricomposteur domestique est une de ces technologies du foyer qui déplace la question du gaspillage vers la question du devenir de cela même qui est jeté.

Ce qui est donné aux lombrics n'est pas « gaspillé ». Le lombricomposteur tient le rôle d'outil de déculpabilisation : cette « boîte de terre », ce morceau de « nature » au fond de la cour, transforme le geste d'abandon généralement assimilé à une faute en un acte de don. Pour autant, étant donné les exigences alimentaires des lombrics, mais aussi l'investissement temporel que constitue le suivi du lombricompostage, beaucoup des lombritravailleurs urbains affirment ne pouvoir faire autrement que de jeter certains types de biodéchets, même compostables, au tout-venant. Si le fait de « gaspiller » renvoie bien à « l'usage de quelque chose de façon désordonnée », à « en faire une consommation incomplète ou inutile », le lombricompostage est une pratique qui, du point de vue des jeteurs et dans une relation immédiate aux processus en jeu, constitue une « mise en ordre » autant qu'une « consommation complète » et immédiatement perceptible de la chose jetée. En bref, une forme de sublimation toute partielle du gaspillage.

Plus qu'une simple poubelle, le lombricomposteur devient un lieu de soins multiples portés par un collectif de jeteurs. Non sans susciter quelques réticences, la nécessité de prêter attention à la vie du réceptacle – d'en observer la couleur, l'odeur, d'y déceler la présence éventuelle de nuisibles, de constater l'activité des vers, etc. – impose une relation de réciprocité entre les jeteurs et la poubelle. Si le déchet tend à s'instituer comme une ressource pour le réceptacle, celui-ci n'est plus un territoire de l'oubli, mais bien comme l'espace d'un « dialogue » entre humains et non-humains. C'est par une série d'allers-retours entre les apports effectués, la « réaction » de la colonie de vers et les perceptions des jeteurs que s'établit le bon fonctionnement du dispositif.

Figure réinventée d'un lien qui se veut exister sur le mode du « don entre voisins », forme peut-être anecdotique d'une circulation retrouvée des matières organiques entre villes et campagnes, la pratique du lombricompostage collectif, même si elle demeure un phénomène très minoritaire, semble indiquer à l'observateur des pistes fertiles pour (re)penser la relation entre les populations urbaines et leurs rebuts organiques. Parce que le lombricomposteur tend à être assimilé à un espace de production plus qu'à un territoire de l'abandon, la question de *l'usage de ce qui est produit* tend à susciter des prises de position, à encourager des initiatives originales.

À travers l'usage du lombricomposteur, le déchet abandonné tend à se transformer en « appartenance », tel que peut être envisagé le déchet prémoderne. Le tas de déchet n'est plus un « autre que moi » qui doit être éliminé, il est un prolongement du soi, ou du collectif des jeteurs : loin de l'abandon pur et simple, de l'oubli, le jeter s'institue alors comme un acte réinventé d'appropriation. Michel Serres décrit bien la façon dont le détritique peut être considéré comme *fondement naturel de l'acte de propriété*[260] ; mais ici, plus qu'un simple *marquage* du territoire par le biais de la production excrémentielle, ce sont les sujets eux-mêmes qui semblent faire une expérience d'unification, de redéfinition des frontières symboliques de leur propre identité.

L'anthropologue australienne Gay Hawkins souligne bien qu'« être aveugle au déchet et à sa matérialité revient à être aveugle à la mort et à la perte[261] ». Or, avec le lombricompostage, cet aveuglement semble impossible tant le dispositif implique « d'ouvrir le couvercle » et d'y « mettre les mains ». Pour caractériser ce déplacement en jeu, Hawkins utilise le concept de *transience* qui renvoie, en français, au caractère fugace, éphémère des choses matérielles et, de façon élargie, des êtres vivants. Cette expression fait ici écho à la question des « arts de soi-même » chez Foucault :

> Dans la tradition philosophique inaugurée par le stoïcisme, l'*askêsis*, loin de désigner le renoncement à soi-même, implique la considération progressive de soi, la maîtrise de soi – une maîtrise à laquelle on parvient non pas en renonçant à la réalité, mais en acquérant et en assimilant la vérité. Le but final de l'*askêsis* n'est pas de préparer l'individu à une autre réalité, mais de lui permettre d'accéder à la réalité de ce monde-ci[262].

En prêtant attention à ces choses du quotidien, en prenant le temps nécessaire à ces soins, les lombritravailleurs tendent à être confrontés à cette double condition de mortalité et de renouveau, entre fin et recommencement, que la présence aux déchets semble à même de révéler.

Le gaspillage comme nouvelle corne d'abondance ?

Et si un moyen de « lutter contre » le gaspillage consistait alors à « faire avec », à porter une attention particulière au jeté ? Diverses initiatives semblent bien s'inscrire dans cette tentative de conciliation, toute pragmatique, entre posture d'opposition et d'acceptation d'un même phénomène. Ici, la question du reste organique, comestible, est cruciale, mais elle n'est en rien exclusive : le champ matériel dans son ensemble, ce « monde de biens », apparaît concerné par des mouvements collaboratifs divers de réappropriation et de mise en circulation.

Et si, en se saisissant physiquement de la matière déchue, *Homo detritus* réussissait à se réapproprier le potentiel contestataire et subversif du déchet ?

Freegans !

Si le *freeganisme* demeure, tout comme les pratiques de lombricompostage, largement marginal, le développement continu de ce mouvement depuis plus de dix ans semble un indice indéniable de sa vivacité. Aujourd'hui, on accorde à

Warren Oakes, batteur du groupe punk Against Me !, l'origine idéologique du mouvement. En 1999, dans un fanzine intitulé *Why Freegans ?*[263], il publie les bases d'un manifeste radical. Il y décrit les principes éthiques de ce collectif à venir : anticonsumériste, anticapitaliste, « contre les privilèges » ou « en rupture avec le véganisme[264] », il défend notamment le principe du « chômage volontaire ». Dans ce condensé contestataire, le fil rouge consiste à revendiquer une certaine réappropriation du « temps pour vivre » et de l'abondance matérielle, qu'elle soit détritique ou non : non sans poser quelques réserves, le manifeste tend à justifier et à encourager les pratiques de vol à l'étalage par les clients ou par des employés « insatisfaits par leur métier ». Oakes développe diverses pistes pour mettre en œuvre concrètement cette éthique de la « non-consommation » : du simple chiffonnage des poubelles de distributeurs alimentaires aux « repas de restes » dans des restaurants acceptant de laisser les *freegans* s'y installer, jusqu'à l'encouragement à la culture « sauvage » d'espèces végétales comestibles en milieu urbain. S'il s'est beaucoup développé depuis le début des années 2000, dans les grandes villes des pays les plus riches notamment, le mouvement s'est également particulièrement assagi : sa coloration libertaire s'est estompée au profit d'une mise en visibilité désormais dominante des arguments environnementaux articulés autour d'une critique de la surproduction structurant les systèmes capitalistes.

Aujourd'hui, beaucoup de ceux qui se revendiquent *freegans* s'affirment proches des mouvements altermondialistes, ou de la décroissance, et n'envisagent de commettre des délits que dans le cadre d'une certaine forme de « désobéissance civile ». Ces biffins militants ne sont *a priori* pas ce qu'il est coutume d'appeler des « exclus ». « Profs, étudiants, travailleurs sociaux, voire bobos, disposant la plupart du temps d'un toit, d'un métier et donc d'un salaire, les *freegans* [...] ne fouillent pas les déchets pour survivre[265]. » Adeptes du « forage urbain » (*urban foraging*) ou encore de la « plongée en containers » (*dumpster diving*), ils constituent un collectif très peu structuré, réinventant au jour le jour des pratiques parfois oubliées de glanage en ville. Si certains se disent précaires, ils n'envisagent pas leur pratique comme une quelconque forme de rapt des ressources des autres glaneurs, sans-abri ou sans aucunes ressources. Tristram Stuart, une des figures de proue du mouvement et célèbre pour avoir organisé de très médiatiques festins publics de restes[266], raconte comment peut s'organiser cette cohabitation :

> En arrivant à l'université [...], je me suis rapidement intéressé à ce que jetaient les grandes surfaces. J'ai découvert le couloir de chargement souterrain du supermarché grâce à Spider, un SDF au visage tatoué d'une toile d'araignée. Lorsqu'il m'a encouragé à fouiller les poubelles, je lui ai répondu que je ne voulais pas priver les SDF de nourriture. Elle leur était indispensable, alors qu'elle me servait juste d'outil pour militer contre le gaspillage. « Tu comprends pas, mon pote, m'a-t-il

répondu, même si tous les clochards du pays venaient se servir ici, il en resterait quand même assez pour toi »[267].

Ou quand les poubelles s'instituent comme des cornes d'abondance, à partager. C'est à force de fouiller ces poubelles que ces glaneurs contemporains apprennent à déceler les « bons filons », à sélectionner les denrées consommables, voire à partager leurs trouvailles. Tristram Stuart évoque le cas de Kurt et Carolyn, deux célèbres « récupérateurs » londoniens, devenus « le roi et la reine du *freeganisme* » à Londres :

> Pendant des années, Kurt et sa compagne Carolyn avaient aussi récupéré l'excédent des magasins et des restaurants pour monter des soupes populaires improvisées. Ils installaient leur camionnette dans la City, où des personnes de tout type – du banquier au SDF – venaient profiter de leurs plats gratuits[268].

L'itinéraire de Carolyn est toutefois particulièrement signifiant : c'est parce qu'elle s'est, un temps, retrouvée à la rue qu'elle a commencé à pratiquer ce qu'elle laisse aujourd'hui qualifier, non sans une certaine pudeur, de *freeganisme.* Mais, face à l'abondance de ces poubelles qui ont très vite fini par la nourrir et l'habiller, elle s'est associée à Kurt et a, pendant treize années, continué à distribuer ce qu'elle trouvait dans les rues pour les autres sans-abri. Aujourd'hui, leur activité est reconnue par les collectivités locales londoniennes et ils reçoivent un soutien économique pour distribuer de la nourriture dans les rues à « tous ceux assez humbles pour venir la chercher[269] ». À Paris, « une cantine participative » à prix libre a été ouverte en 2016 : le Freegan Pony se fournit avec des invendus du marché de gros de Rungis, et vient de recevoir un soutien de la ville visant à légaliser une activité jusqu'ici informelle.

Vers une économie du don ? Partager pour contester

Même si les *freegans* forment une communauté hétérogène, ils participent d'un faisceau d'initiatives, d'un mouvement plus large encore, de dons et d'échanges gratuits de biens. Généralement diffusés par internet, sur des sites dédiés ou par les réseaux sociaux, ces projets collaboratifs révèlent le dynamisme de cette réinvention de la circulation des biens, comme alternative à leur simple mise au rebut ou à l'échange monétarisé. Créés aux États-Unis en 2003, les groupes Freecycle sont, peut-être, les plus emblématiques : d'une trentaine de membres à leur lancement, ils revendiquent aujourd'hui dix millions de participants à travers le monde, soit environ 5 000 groupes d'échanges collaboratifs. Ce réseau entend mettre gratuitement en relation des donneurs, désireux de se débarrasser d'objets, avec des receveurs, en ayant besoin[270] : à la différence des sites de petites annonces comme le Bon Coin, en France, ou la Craig List aux États-Unis, aucun échange marchand n'est proposé dans les réseaux Freecycle.

D'innombrables initiatives font écho à ces principes de l'économie du don et de la circulation gratuite des biens matériels. On peut citer les Really Really Free Markets, créés, eux aussi, en 2003, dans la foulée d'un mouvement d'opposition au projet de zone de libre-échange panaméricaine. Fédérant militants verts et anarchistes et multipliant leurs interventions à travers le territoire américain, les initiateurs de ces projets s'organisent non autour d'une structure centralisée, mais sur la base d'actions locales, installant, dans des espaces publics, des zones d'échanges et de dons de biens, de services et de « talents »[271]. Dans le monde francophone, on retrouve des projets comparables au Québec et en France, dénommés « gratuiteries ». Tantôt itinérantes, tantôt sédentaires, ces « boutiques » se fondent sur le principe du « don, contre-don » : pour un objet déposé, chacun peut repartir avec un objet de son choix. Mais il est également possible de ne venir que pour déposer ou que pour prendre. Très actifs sur de nombreux campus universitaires, ces systèmes d'échanges répondent notamment aux problèmes posés par les déménagements fréquents des étudiants, amenés à passer une année à l'étranger, et à ceux en début ou fin de cursus : l'université d'Ottawa, notamment, a ouvert une gratuiterie dès 2006, sédentarisée à la fin de l'année 2012, sur le site du campus.

Les *gratiferias*, néologisme espagnol contractant les principes de gratuité et de fête, sont une autre version des exemples déjà évoqués : ces actions se multiplient dans de très nombreux territoires et entrent aujourd'hui en résonance avec divers mouvements sociaux contestataires. Importés de l'Amérique latine, et plus spécifiquement de Buenos Aires en Argentine[272], ces marchés gratuits ont fleuri en Europe à la suite du mouvement des « Indignés », ayant suivi mobilisation du 15 mai 2011 sur la Puerta del Sol de Madrid. Il s'agit pour ses promoteurs d'encourager à la fois la circulation gratuite des biens, mais également de promouvoir des pratiques de désencombrement, synonymes d'un refus du consumérisme capitaliste. Le mot d'ordre du collectif « Democratia Real Ya » est clair : « Nous ne sommes pas des marchandises entre les mains des politiciens et des banquiers. »

De nombreux dispositifs de don d'objets, issus de l'économie sociale et solidaire, ont préexisté à ces réseaux émergents d'échanges gratuits. Emmaüs, les Ressourceries, en France, ou les centres Oxfam dans de nombreux pays anglo-saxons sont autant d'exemples du dynamisme de ces circuits de récupération et de réemploi des biens, comme des personnes. Il faudrait également, ici, évoquer la multiplication d'ateliers libres d'accès consacrés à la réparation d'objets divers, de meubles, de matériels électroniques, qui se développent souvent au sein même de certaines ressourceries, ou recycleries : partisans du DIY *(Do it yourself)*, promoteurs d'une réappropriation des savoir-faire techniques par les usagers, on y retrouve les fondamentaux d'une pratique de l'autoréparation, défendue notamment dans le manifeste « I fix it[273] ». Pour autant, ce qui semble particulièrement déterminant avec les phénomènes décrits plus haut, si ce n'est la gratuité totale des dispositifs, c'est le caractère informel, presque autonome, de ces expérimentations. Elles semblent s'inscrire comme la mise en pratique par les sujets eux-mêmes – et non par des institutions tierces – d'engagements politiques, éthiques et moraux, et ne concernent en rien des catégories sociales préétablies de la population. Il y a dans ces formes aussi originales qu'imparfaites de sublimation du gaspillage des pratiques à la fois contestataires et herméneutiques, ouvrant à des collaborations inattendues entre les hommes et ce monde de biens.

Du potentiel subversif des restes ou la mise en désordre du monde

Les mouvements évoqués renvoient bien pêle-mêle à des expériences de création de nouvelles formes de vivre-ensemble, à l'expérimentation de modèles alternatifs à l'échange marchand, à des façons de réinventer les relations à *ce qui reste*. Il y a, par-delà la diversité des actions et des acteurs en jeu, la marque d'un projet critique protéiforme, qui interroge la place de la banalisation et de la normalisation du principe d'abandon dans l'essor du consumérisme : en filigrane, toujours, on retrouve une critique du capitalisme, comme système qui a favorisé, désinhibé, naturalisé la mise au rebut comme vecteur du développement économique et humain. À ce titre, la remise en circulation des déchets s'institue comme un vecteur de mise en désordre du monde : rendre perceptibles, préhensibles, les restes permet de révéler leur potentiel subversif.

Une série de mobilisations sociales récentes semble révéler, plus clairement encore, ce potentiel subversif des déchets, que certaines normes de l'agir quotidien tendent à voiler. En faisant de l'occupation éphémère de territoires une forme d'expression contestataire, des mouvements sociaux souvent associés aux courants altermondialistes contribuent à déplacer certains canons de l'action collective en revendiquant, notamment, une organisation interne démocratique, non hiérarchique et autogérée. Dans la lignée des actions du collectif britannique « Reclaim the Streets », investissant l'espace urbain dédié aux automobiles pour organiser des fêtes de rues dès les années 1990, les « Camps Action Climat », qui s'installent à proximité de certains sites industriels en projet ou déjà effectifs, mettent en œuvre cette logique d'occupation collective de l'espace depuis 2006. Ces mouvements s'inscrivent explicitement dans la filiation théorique de divers auteurs, parmi lesquels on peut citer Naomi Klein ou Hakim Bey[274]. Le concept de « Zone d'autonomie temporaire » (TAZ)[275], semble pouvoir parfaitement s'appliquer à ces formes originales de mobilisations, fidèles à l'idée selon laquelle la TAZ ne se définit pas, mais qu'elle se comprend dans l'action.

Qu'on les appelle indignés, altermondialistes, activistes anticapitalistes, décroissants, anarchistes néoluddites ou encore zadistes, ces groupes fédèrent d'abord et avant tout des individus désireux d'inventer de nouvelles formes de sociabilité, par l'action collective et l'expérimentation : de nouvelles façons d'habiter le monde, en faisant de l'occupation de certains territoires une revendication d'un droit à *essayer*. Un des traits, anecdotique en apparence, qui rassemble l'ensemble de ces initiatives est à associer aux contraintes matérielles que pose inévitablement l'installation de dizaines, voire de centaines de personnes sur le temps long. Ces actions dont l'éphémère est tout relatif – la ZAD de Notre-Dame-des-Landes est investie depuis 2009 – induisent une forme de sédentarisation et passent, systématiquement, par la construction d'infrastructures permettant d'assurer le logement, la restauration ou, encore, la gestion des excreta. Les TAZ ont une matérialité qui constitue la première marque de l'occupation : l'omniprésence d'objets réemployés ou réutilisés contribue à y générer une unité esthétique. La question de l'approvisionnement en matériaux de récupération pour construire des campements est cruciale pour les premiers occupants comme pour le développement des sites ou pour l'organisation d'événements ; de même, sur place, la gestion des matières résiduelles constitue un enjeu à la fois symbolique et pratique : comment appliquer ce principe d'autogestion à l'endroit des déchets ? Comment occuper un territoire sans affecter ni détruire, précisément, ces « milieux naturels » que l'occupation en jeu vise à protéger ? La performativité du discours véhiculé par ces mouvements passe donc par une gestion collective de la matérialité détritique depuis l'amont jusqu'à l'aval de la mobilisation. Les camps Action climat, notamment, ont fait de la limitation de l'empreinte écologique de ces manifestations un principe fondateur mis en actes par la mise en œuvre systématique de dispositifs de gestion des matières organiques résiduelles. Le déchet y est, toujours, un enjeu central : il structure la part matérielle de ces microcosmes en construction. Le champ détritique est davantage appréhendé sur le mode du bien commun que sur celui de l'externalité négative.

Autour d'une observation participante de l'occupation du parc Zuccotti, à New York, à l'automne 2011, la chercheuse Max Liboiron a cherché à démontrer comment « Occupy Wall Street est avant tout une affaire de déchets ». Étudiant les relations entre manifestants, forces de l'ordre et objets de récupération utilisés dans le cadre de la mobilisation, elle souligne notamment comment, à New York et dans d'autres sites concernés par le mouvement, les forces de police ont utilisé l'argument de l'insalubrité pour contraindre les manifestants à libérer, un temps, l'espace qu'ils occupaient. L'analyse de Liboiron révèle bien que les installations servant d'infrastructures logistiques aux manifestants – librairie de troc de livres, secrétariats collectifs, tentes et autres cuisines partagées faites de bric et de broc – ont alors été littéralement balayées par les services de propreté des municipalités concernées. Pour empêcher le retour des occupants, la stratégie des forces de l'ordre a été non de se confronter directement aux manifestants, mais de garder, protéger et empêcher l'accès de ces derniers aux piles de « déchets » ainsi constituées. Par ce geste, ce qui était appréhendé par les occupants comme des communs a été *de facto* considéré comme abandonné : les pouvoirs publics ont cherché à libérer les espaces occupés en « emprisonnant » les outils des manifestants et en les requalifiant en déchets[276]. Une « contre-stratégie » a été développée par les manifestants, installant rapidement des toilettes de chantier, mettant en place des systèmes de buanderies collectives et encourageant le nettoyage des sols des sites occupés[277].

On retrouve ici un écho lointain aux mouvements de résistance des chiffonniers évoqués dans le premier chapitre. À la fin du XIXe siècle, autour de l'apparition des décrets Poubelle, ils dénonçaient déjà l'absurdité et la violence symbolique d'une caractérisation univoque des déchets comme produits d'un abandon indifférencié. Aujourd'hui, l'acte consistant à assimiler telle quantité de matière à un déchet *pour* la technique révèle sa part d'arbitraire. Refuser une telle qualification, s'opposer à l'itinéraire imposé des déchets s'inscrit, en soi, comme un acte de résistance politique à un pouvoir perçu comme coercitif. Aujourd'hui, qu'ils soient freegans, lombritravailleurs, ou zadistes, les nouveaux chiffonniers prolongent cette critique sociale en tentant d'expérimenter des itinéraires alternatifs au devenir détritique du monde matériel. Dans ces expérimentations de l'autonomie, on retrouve une forme d'« anomie créatrice », thématisée par le philosophe et poète libertaire Jean-Marie Guyau, qui, en 1885, dans *Esquisse d'une morale sans obligation ni sanction*[278], s'oppose à la conception kantienne de l'éthique, censée reposer sur une *loi universelle* extérieure à l'homme. Cette réflexion inspirera notamment le vitalisme de Bergson. « L'anomie, pour Guyau, est créatrice de formes nouvelles de relations humaines, d'autonomies qui ne sont pas celles d'une référence à une norme constituée, mais ouvertes sur une créativité possible[279]. »

Dans le divers des initiatives décrites ici, il apparaît que ces formes nouvelles de relations humaines, créatives, contribuent à l'émergence de nouvelles façons de penser nos relations avec les déchets. « Laissez vivre » les restes ! Libérez-les ! Laissez-leur l'opportunité de redonner une place au désordre ! Voilà peut-être un mot d'ordre fédérateur pour décrire l'*ethos* de ces nouveaux chiffonniers.

De quelques *potlatchs* faits de restes

Réunissant des traits nombreux des phénomènes décrits plus hauts, le projet Feeding 5K – plus connu en France sous le nom de « banquet des 5 000 » et mis en œuvre par Tristram Stuart à Londres, à Paris, et depuis, dans de nombreuses autres villes du monde[280] – tient place d'illustration stimulante de la façon dont les déchets peuvent constituer à la fois un territoire de l'abondance et un moyen d'engagement, tant pour ses participants que pour ses observateurs. Le principe de ces « grandes bouffes » est simple, il s'agit, pour le collectif réuni autour de Stuart, de cuisiner et de distribuer un repas gratuit réalisé uniquement à partir de déchets de denrées alimentaires. Seul le nombre de participants diffère quelque peu des pratiques déjà évoquées : en proposant à des milliers de personnes de venir partager ce repas, Stuart ouvre au champ du gigantesque des manières de faire qui semblaient ne pouvoir exister que dans les marges de la société.

Par sa gratuité et son gigantisme, le banquet géant pourrait apparaître comme une forme originale et réinventée de *potlatch*, identifiée par l'anthropologue Marcel Mauss comme une forme première de l'échange non marchand[281]. Il pourrait y avoir *potlatch* dans la mesure où on retrouve ici le principe de la consommation somptuaire d'un excédent : la provocation tient alors au fait de parvenir à faire un repas géant à partir de restes, de cela même qui s'institua, un temps, comme excédent. Que les restes « obligent » l'être, voilà peut-être la leçon critique des repas géants de Stuart. Face à ce don, ce sont à la fois les participants qui se voient *obligés*, mais également, et c'est là, peut-être, la raison de l'engouement populaire pour ces manifestations, la société dans son ensemble qui se retrouve spectatrice de ce festin de restes. Les volumes gargantuesques des denrées en jeu viennent interroger tant la question de la surproduction que celle des représentations propres aux choses déchues. Les banquets de Stuart sont le lieu d'une symbolique toute coprophage : en faisant manger ses propres déchets à la société, elle tend à prendre conscience du mouvement excédentaire qui dessine, en creux, ses frontières intérieures. Mais, plus encore peut-être, le cadre festif, presque dionysiaque, du projet est certainement son plus grand atout : cette « soupe populaire »-là est réellement ouverte à tous, aux plus nécessiteux, aux plus riches et aux autres. Il s'y joue, comme dans certains textes rabelaisiens, ou dans quelques autres carnavals, une forme d'inversion des valeurs traditionnelles toute caractéristique de ce qui a lieu pour certains glaneurs ou plus généralement pour ceux qui tendent à faire de leurs récoltes détritiques une véritable hygiène du quotidien. Le principe de la surenchère mutuelle qui caractérise le *potlatch* ne tient plus tant à une quelconque incitation à gaspiller davantage, mais, à l'inverse, le défi posé consiste à faire de ce gaspillage le lieu de réinvention de l'abondance.

Cette forme d'humour, de dérision, consistant à faire de l'excédent une occasion de *fêter* la « pure dépense » plutôt que de la condamner moralement, est le lieu d'une forme de dépassement possible d'une conception délétère du déchet. Si, respectant les « lois de l'économie générale » proposées par Georges Bataille, le vivant comme les sociétés sont mus par ce mouvement d'exsudation inéluctable, par la production d'un excédent qui permet aux vivants comme aux sociétés de grandir, de croître et qui, enfin, les mène vers leur mort, alors pourquoi ne pas faire de cette « dépense improductive » l'occasion d'une fête, plutôt que celle d'une désolation ou d'une culpabilisation ?

Si ce « mouvement de pure dépense » est bien celui qui anime le vivant, alors autant se saisir de cette abondance disponible et ainsi tenter d'accéder à un état de conscience révélant le « *rien* de la pure dépense ». Mettant en exergue l'impasse logique de « l'économie internationale dominante » qui « n'a pour fin qu'un accroissement du niveau de vie mondial », Bataille, paradoxalement, en appelle à *la conscience de soi* :

> Les êtres que nous sommes ne sont pas donnés une fois pour toutes, ils apparaissent proposés à une croissance de leurs

> ressources d'énergie. Mais dans cette subordination à la croissance, l'être donné perd de son autonomie, il se subordonne à ce qu'il sera dans l'avenir, du fait de l'accroissement de ses ressources. En fait la croissance doit se situer par rapport à l'instant où elle se résoudra en pure dépense. [...] En d'autres termes, prendre conscience du sens décisif d'un instant où la croissance (l'acquisition de quelque chose) se résoudra en dépense, est exactement la conscience de soi, c'est-à-dire une conscience qui n'a plus *rien pour objet*[282].

Le déchet comme indice ?

La rencontre entre la matérialité toujours corruptible du déchet organique et le caractère localisé des pratiques ici évoquées révèle aux jeteurs le lien fondamental qui relie les processus de dégradation au mouvement même du vivant. Cette présence tant à la chose déchue qu'à ses divers processus d'indifférenciation, de disparition, constitue le lieu d'une interaction fertile : la présence à la perte permettrait-elle d'échapper au déni ? La présence au déchet est, en soi, une remise en question de la norme qui vise sa disparition effective : la confrontation à ce qui a été un temps abandonné, oublié, est une expérience de l'*anomalie*[283]. À l'image des particules de plastique qui prolifèrent à la surface des océans, un seul constat semble s'imposer : « ces déchets ne sont pas à leur place ».

Mais, pour les nouveaux chiffonniers comme pour les archéologues, la confrontation à « ce qui reste » est comparable à la lecture d'empreintes par certains chasseurs expérimentés ; elle fait appel à cette « intuition basse », si prudemment invoquée par Carlo Ginzburg, théoricien de la micro-histoire. Pour préciser le sens de cette forme d'intuition qui est « enracinée dans les sens », Ginzburg évoque notamment la *firasa* des *sufis*, « notion complexe, qui désignait en général la capacité à passer, de manière immédiate, du connu à l'inconnu, sur la base d'indices[284] ». Les traces des accumulations détritiques constituent autant de marqueurs des activités sociales et des caractères propres à telle ou telle tradition culturelle. La dimension résolument localisée et individuée des occurrences du déchet conduit celui qui tente d'en effectuer l'étude à envisager son travail comme une quête sans fin d'indices signifiants. Parce que le déchet n'existe pas en soi, et qu'il est toujours soumis au travail du temps, les déchets comme indices sont des éléments précaires et éphémères du paysage, de l'environnement humain, et, plus largement, du monde. Leur instabilité caractéristique oblige à considérer leur statut de signe à la lumière de leur mode d'existence dans la durée. À l'endroit de ces palimpsestes d'indices que peuvent constituer les tas d'ordures, de ces marqueurs indélébiles que forment les agglomérations flottantes de déchets plastique au milieu des océans ou bien encore de ces traces incommodantes que tendent toujours à devenir les volumes de matières en décomposition au sein des espaces urbains, certains tentent de faire parler les restes.

Chez l'éco-citoyen, la rencontre avec le déchet tend à l'inverse à suivre la logique moderniste qui a vu naître le déchet comme catégorie autonome vis-à-vis de la production : il s'agit, d'une manière ou d'une autre, de « faire disparaître » localement la charge d'immonde qui rend insupportable ou dangereuse la présence à ces rebuts ; plus généralement, la disparition en jeu tient à un effacement, un enfouissement, un confinement du déchet au sein d'espaces multiples censés constituer autant « d'ailleurs » vis-à-vis des espaces de vie humains. En faisant de la sphère technique l'espace d'un « extérieur », d'un ailleurs disponible, le déchet demeure, quel qu'en soit l'instant, sur un plan d'immanence vis-à-vis de ses techniques de gestion. La technicisation, l'englobement des processus de décomposition de la matière au sein de dispositifs techniques en étant la forme la plus raffinée, il n'est plus acceptable de laisser à la nature la latitude pour mettre en œuvre sa « magie ». Aujourd'hui cet effort continu pour faire disparaître le déchu se laisse aisément décrire comme un processus de destruction de la souillure caractéristique du déchet. Rationalisée, optimisée, la gestion contemporaine des rebuts peut être vue comme un processus de désenchantement où la souillure tend à perdre sa dimension symbolique et se réduire à sa dimension toxicologique.

Cet effort pour détruire la charge d'immonde de l'objet déchu devient alors un dispositif clos de conservation de la matière. À travers les multiples dispositifs de recyclage, de « valorisation », la sphère technique mime des processus définis comme naturels, et, en retour, fait de cette imitation un modèle à suivre pour les processus naturels eux-mêmes : l'optimisation industrielle des processus de décomposition est l'un des indices de cet aller-retour entre une fonction de modèle alternativement conférée à la nature ou à la technique. Puisqu'il n'existe pas, à proprement parler, de « déchet » dans une hypothétique nature déshumanisée, puisque, dans un référentiel biocentrique, le processus excrémentiel – ou le principe de mortalité – est une condition de toute renaissance interdisant de considérer le résiduel comme jamais abandonné, c'est aujourd'hui l'idée même de déchet qui tend à être condamnée dans les sociétés contemporaines.

C'est précisément parce que ce chemin, cette ambition est devenue le seul horizon désirable qu'il semble nécessaire de le discuter, d'en préciser les enjeux. « Recyclage », « économie circulaire » ou « zéro-déchet » sont autant de projets visant la maîtrise conjointe des flux résiduels et des pratiques de mise au rebut : l'aspiration à la clôture par elle-même de la sphère technique ne serait-elle pas en un sens l'image en miroir de la promesse moderniste bien connue de maîtrise et de possession de la nature ?

5.

DEMAIN, ZÉRO-DECHET ?
UNE CRITIQUE DES PROMESSES DE L'ÉCONOMIE CIRCULAIRE

Aujourd'hui, l'économie circulaire est un slogan fédérateur qui semble à même de constituer le seul horizon souhaitable des sociétés contemporaines. Plus qu'un effacement, qu'une valorisation ou qu'une destruction du déchu, la promesse que porte l'expression est celle d'un monde sans restes, sans surplus. Ceux qui revendiquent et qui défendent ce slogan ne constituent pourtant en rien un groupe homogène d'acteurs : on retrouve ces appels à une transition vers une économie circulaire dans de grandes institutions nationales, comme du côté des représentants politiques de tous bords, des acteurs industriels de la gestion des déchets ou encore du secteur associatif et militant. D'un côté, l'expression renvoie à un faisceau d'initiatives visant une « dématérialisation de l'économie » – éco-conception, économie de fonctionnalité ou encore écologie industrielle –, de l'autre, il s'agit plutôt de penser les conditions d'un changement plus profond de paradigme : abandonner un modèle économique productiviste, fondé sur la surconsommation, et encourager une transition vers une forme de décroissance, ou d'a-croissance.

Malgré des divergences importantes sur ce que devrait être une économie « véritablement » circulaire[285], certains principes communs fondent toutefois le consensus. L'expression « économie circulaire » s'inscrit en opposition avec l'économie linéaire dans laquelle la « vie des objets » se déploie « du berceau au tombeau » – *from cradle to grave*, suivant la logique extraction-production-consommation-rebut. Dans un travail fondateur pour l'éco-conception et l'analyse du cycle de vie, Walter Stahel, architecte suisse, propose une alternative à cette destinée toute linéaire des objets : l'expression « du berceau au berceau » – *from cradle to cradle*. Mickael Braungart et William McDonough ont popularisé la formule à travers leur ouvrage éponyme[286]. Le projet est stimulant, et semble livrer une double solution : il s'agit à la fois d'éviter le gaspillage énergétique et matériel, l'épuisement des ressources naturelles et en même temps d'éviter toute souillure, toute pollution des milieux naturels :

> Les produits peuvent être créés soit à partir de matériaux biodégradables qui nourriront les cycles biologiques, soit de matériaux techniques qui demeureront dans des cycles techniques clos, et au sein desquels ils circuleront indéfiniment en tant que matériaux précieux pour l'industrie. Afin que ces deux métabolismes restent sains et prospères, nous devrons porter une grande attention au fait qu'ils ne se contaminent pas l'un l'autre[287].

À travers la constitution de deux sphères devant rester imperméables l'une à l'autre (d'une part, la sphère biologique où se régénèrent les ressources carbonées ; de l'autre, la sphère technique dans laquelle les objets qui ne peuvent réintégrer les cycles du vivant sont enfermés, afin de limiter les risques de pollution des milieux naturels), l'économie circulaire est un projet qui s'inscrit dans la continuité des grandes réformes du déchet, visant la clôture du monde de la technique sur lui-même et offrant aux sociétés contemporaines des perspectives d'éternité. Le problème en jeu peut être ainsi résumé :

> Deux métabolismes discrets cohabitent sur cette planète. Le premier est le métabolisme biologique, ou biosphère – les cycles de la nature. Le second est le métabolisme technique, ou technosphère – les cycles industriels, comprenant le prélèvement de matériaux techniques dans l'environnement. En se basant sur une bonne élaboration, tous les biens et les matériaux fabriqués par l'industrie alimenteraient ces deux métabolismes en toute sécurité, tout en construisant des choses nouvelles[288].

Vision alternative au principe de l'abandon, à la logique du gaspillage comme moteur économique de l'abondance, la nouvelle modernité gestionnaire de l'économie circulaire invite à ne plus penser séparément la production et la question détritique : la notion de « fin de vie » des objets y connecte métaphoriquement la technosphère et la biosphère. Il s'agit donc de minimiser, voire d'éviter totalement de puiser dans le stock disponible de ressources non renouvelables en favorisant une forme d'économie de fonctionnalité : le principe est connu, plutôt que d'acheter un vélo ou une voiture, on paye pour le service de transport que ces biens peuvent offrir, l'entretien et la gestion du matériel demeurant à la charge du producteur. Il s'agit enfin d'encourager une consommation uniquement orientée vers l'utilisation de matériaux véritablement recyclables ou renouvelables afin de faire de leurs déchets des ressources pour les cycles du carbone.

Cette promesse semble être réalisable au regard de la réussite de certaines expérimentations effectuées à différentes échelles : du côté de l'écologie industrielle, le cas du site de Kalundborg au Danemark est systématiquement cité comme l'exemple à suivre pour parvenir à une « symbiose industrielle »[289] ; du côté des pratiques de consommation et de réduction des déchets « à la source », l'itinéraire de Béa Johnson constitue la référence incontournable du mouvement zéro-déchet[290]. À l'échelle intermédiaire, la ville de Capannori en Italie fait figure de pionnière dans la transition vers la « ville sans déchets »[291]. Du local au global, un même objectif, un même idéal, celui du cercle parfait.

L'économie circulaire tend ainsi à devenir un projet consensuel qu'il peut sembler absurde, cynique même, de chercher à critiquer. Pourtant, tout cela n'est pas sans rappeler certaines promesses déjà évoquées. À certains égards, l'expression s'est substituée à celle du développement durable, ou à l'économie du recyclage, et tend pour certains acteurs à constituer une nouvelle formule magique de la novlangue de la croissance verte, niant, par bien des aspects, les enjeux d'échelle et le caractère systémique des problématiques écologiques. Elle demeure, toujours, à l'état de promesse. Plus encore, en écho à la critique de la « société du recyclage » portée par le sociologue Denis Duclos, il me semble pertinent d'interroger la désirabilité même d'une société de l'économie circulaire : « Si l'on ne se nourrit plus que de soi-même, si la civilisation n'est plus qu'un phénomène défini par le recyclage, n'entre-t-on pas dans une autoconsommation, une autophagie qui rappelle les fusions condamnées par les civilisations plus anciennes sous les termes d'inceste ou de cannibalisme[292] ? » Autrement dit, ne se cache-t-il pas dans ce projet de double clôture du monde une dimension mortifère ? Une société sans restes, sans traces, n'est-elle pas, déjà, société sans histoire ?

Le minimalisme désencombré du zéro-déchet

À l'échelle des pratiques domestiques, on retrouve la question de l'économie circulaire dans les discours, nombreux, revendiquant un quotidien « zéro-déchet ». La thématique se diffuse depuis une dizaine d'années à travers des récits de vie, des expérimentations familiales de conversion à une vie sans déchets[293]. Béa Johnson est une mère de famille exemplaire : en un sens, elle emblématise la « ménagère idéale » du XXIe siècle. L'histoire de sa conversion au zéro-déchet a déjà fait le tour du monde : *Zero Waste Home*, son livre paru en 2013, est un best-seller traduit en douze langues[294], qui a fait de nombreux émules. Il est, à certains égards, une mise à jour, à l'heure de l'économie circulaire, des manuels d'économie domestique destinés à l'enseignement des arts ménagers se multipliant entre la seconde moitié du XIXe siècle et les années 1960[295].

Originaire du sud de la France, Béa part vivre aux États-Unis comme jeune fille au pair et s'y installe en menant son rêve américain : mariage, enfants, chien, gros « 4 × 4 », grande maison. Au bout de quelques années, elle finit par réaliser que l'hyperconsommation qui régit son quotidien contribue à son insatisfaction et à un malaise latent. Le déménagement qui suit, dans une maison plus petite et éloignée du centre-ville de San Francisco, permet à la famille de constater « qu'il est possible de se contenter du strict nécessaire ». Béa Johnson évoque un processus de « désencombrement » : les meubles, objets, vêtements et autres biens qui n'ont pas été considérés « utiles » par la famille ont été donnés à des amis ou à des associations. Dans la foulée, elle met en œuvre une série de principes hérités des « 3R », érigés en guide de l'agir d'un quotidien sans déchets : refuser, réduire, réutiliser, recycler, composter. En respectant ce *mantra* dans l'ordre énoncé, la famille Johnson n'a finalement produit qu'un litre de déchets en un an, et ce, dès la première année. Sur son blog, Béa fait la promotion de sa démarche en affichant, comme des trophées, les poubelles familiales dans de petits bocaux transparents, preuve éclatante qu'un changement est possible. Cette esthétique de l'épure, de la clarté et de la transparence est omniprésente dans l'imaginaire véhiculé par le *storytelling* des Johnson : les photos du domicile familial largement diffusées ressemblent à un catalogue de mobilier scandinave. Épuré, rectiligne, blanc, l'habitat des Johnson se veut immaculé, sans trace, sans passé, sans odeurs : entre le canapé blanc et le mur végétal du salon, un téléviseur incrusté au-dessus de la cheminée rappelle que vivre sans déchets ne signifie pas pour autant « revenir à la bougie ».

Par-delà l'imaginaire de pureté omniprésent ici, ce qui est déterminant dans la mise en œuvre domestique du zéro-déchet, c'est moins la façon dont la poubelle tend à « disparaître » du foyer, que la façon dont de nouvelles pratiques de consommation semblent, presque mécaniquement, éclore de la mise en application de ses cinq principes fondamentaux. Cette éthique de la « poubelle allégée » interdit, par exemple, l'achat de produits manufacturés ou emballés, elle semble encourager une alimentation locale et de saison, elle systématise la recherche de biens de seconde main, la réutilisation, le bricolage, la réparation, le réemploi. Elle place enfin le compostage domestique comme la clé de voûte de la réduction de sa production de déchets qu'elle ne peut elle-même gérer.

Tiraillé entre la défense d'une éthique éco-citoyenne de la « bonne pratique » et une forme de promotion d'un consumérisme minimaliste, le zéro-déchet de Béa Johnson ressemble à une version *adaptée* de la simplicité volontaire ou de la sobriété heureuse : adaptée à l'économie de marché – moins consommer ne signifie pas ne plus consommer –, adaptée à l'esthétique contemporaine, adaptée à l'attente d'un avenir durable. Ce zéro-déchet s'inscrit comme un chemin d'espérance par l'action. Les praticiens du zéro-déchet s'envisagent comme les acteurs d'une avant-garde, qui tend à se différencier à la fois d'un consumérisme sans limites, et en même temps de la radicalité de certaines expérimentations communautaires de l'autonomie. Une voie de transition médiane en somme. Dans les dernières pages de son livre, Béa Johnson tend à démontrer que ce qui se joue à l'échelle très locale du foyer peut irriguer les autres échelles en jeu.

> Tout comme nous avons mis en place un système préventif pour éviter que les déchets n'entrent chez nous, nous devons établir des lois pour éviter qu'ils ne s'insinuent dans notre société. [...] Alors, combien de temps avant d'atteindre une société zéro-déchet ? Tout dépend de *vous* et du pouvoir de la communauté : des efforts conjoints des élus, des industriels, des professeurs, des gérants de supermarché, etc. Ce changement a de quoi nous réjouir. [...] Nous pourrions tous moins consommer, moins travailler et plus profiter de la vie[296].

Qui pourrait aspirer à meilleur avenir ? À l'échelle des pratiques domestiques, le mouvement zéro-déchet semble toutefois concerner avant tout les franges les plus aisées de la population. Même si elle n'a de cesse de souligner que sa démarche permet de réaliser des économies considérables, le « désencombrement » prôné par Béa Johnson induit que le zéro-déchet concerne avant tout ceux qui possèdent déjà beaucoup, qui, en d'autres termes, consomment déjà « trop ». De la même façon, si Béa Johnson explique le temps « gagné » à mener une vie sans déchets, à ne pas aller chaque semaine au supermarché et dans les grands magasins, il est possible de souligner le temps symétrique nécessaire à la mise en application de ses nombreuses « astuces » quotidiennes, pouvant s'avérer incompatible avec les contraintes induites, par exemple, par un emploi à temps plein : seules certaines catégories sociales semblent avoir accès à cet idéal du « sujet désencombré », déjà évoqué à l'occasion du portrait de l'éco-citoyen[297]. Enfin, en se focalisant sur l'échelle domestique (de la réduction des déchets à une consommation matérielle frugale), les promoteurs du zéro-déchet tendent parfois à rejeter au second plan les échelles intermédiaires et globales en jeu dans leurs propres pratiques. Sur son blog, Béa Johnson raconte notamment comment elle a pu récemment voyager à travers onze pays européens en quatorze jours seulement pour faire la promotion de son livre et de sa démarche : « J'adore quand mon temps est ainsi maximisé – et que l'impact de mes vols transcontinentaux est ainsi minimisé ! » Devenue porte-parole d'un « mouvement global », elle explique que sa tournée mondiale de « sensibilisation » au zéro-déchet doit continuer au Canada, en Afrique du Sud, puis de nouveau en Europe. Elle le concède :

> Ces voyages s'accompagnent d'une lourde empreinte carbone, mais je garde en tête la vitesse avec laquelle ils m'ont permis de diffuser le mode de vie zéro-déchet à l'échelle globale [...]. Ce qui m'importe le plus est de faire grandir le mouvement. Il a un effet positif, exponentiel et de long terme sur l'environnement qu'aucun calcul d'empreinte carbone ne saurait mesurer[298].

Des villes zéro-déchet

Paul Connett, professeur émérite de chimie, est une autre figure de proue de ce mouvement *zero waste* qui essaime à travers le monde depuis une trentaine d'années. Activiste pacifiste pendant la guerre du Vietnam, militant antinucléaire, critique fervent d'une croissance économique érigée en dogme, il entame son combat *contre* les déchets autour de la critique du modèle de l'incinérateur qu'il compare à un « aspirateur toxique à déchets ». Convaincu que l'engagement ne doit pas se faire sur le mode négatif, de l'opposition ou de la seule critique, il tend à décrire sa démarche comme une lutte *pour* le « zéro-déchet », un acte « positif » en somme. En 1997, à Capannori, en Italie, il vient notamment soutenir les habitants opposés à la construction d'un incinérateur, imposé à la collectivité sans débat public. Il va aider Rossano Ercolini, instituteur du village, à mettre en place une stratégie de réduction drastique des déchets : Ercolini prend rapidement la tête de la société locale de collecte, et place le compostage des déchets organiques au cœur de ce projet. Associant une usine de méthanisation couplée à un centre de compostage à la distribution de dispositifs domestiques et collectifs de transformation de la matière putrescible (composteurs individuels et collectifs, pour les cantines des écoles notamment), développant à partir de 2012 une taxe incitative sur la collecte des déchets, le succès de Capannori semble indéniable : taux de tri à la source proche de 100 %, réduction des quantités de déchets résiduels (non triés) de moitié en moins de dix ans (de 340 kilos par an par habitant en 2006 à 146 kilos en 2011), les résultats du village sont exceptionnels, et dépassent très largement les taux observés dans certains des pays européens réputés exemplaires (en 2011, au Danemark, le poids de déchets résiduels, non triés, par habitant s'élevait à 409 kilos). Pour la municipalité, la réduction des déchets produits a permis de réaliser des économies qui ont financé diverses initiatives locales – soutien au circuit court de distribution de lait, subvention à l'achat de produits quotidiens non jetables, etc. – et a permis de créer 50 emplois[299].

Depuis, l'initiative ne cesse de faire des émules : l'association Zero Waste Europe considère aujourd'hui que plus de 300 communes ont lancé un programme comparable dans l'Union européenne[300]. À chaque fois, les enjeux structurants sont similaires : réduire la production de déchets, éviter la mise en décharge et limiter, voire interdire l'incinération des déchets sous toutes leurs formes (des déchets municipaux aux digestats des usines de méthanisation). La tâche est immense, impossible le plus souvent si elle n'est pas accompagnée d'une forte mobilisation des populations et d'une modification profonde des modes de vie.

Depuis une dizaine d'années, de très nombreuses autres municipalités se revendiquent également de cet objectif. Aux États-Unis, par exemple, on cite régulièrement San Francisco, Oakland, San Diego ou Seattle en Californie, Dallas et Austin au Texas, ou encore Washington D.C. ou New York, à l'est du pays. Au Japon, en Nouvelle-Zélande, au Brésil, de nombreuses villes ont également fait du zéro-déchet un objectif structurant les politiques locales de gestion des déchets. Là aussi, un mouvement global semble en train d'émerger. Et, de la même façon qu'à l'échelle domestique des tensions internes sont perceptibles, ces initiatives oscillent entre une posture réformiste (celle de la réduction des déchets à la source) et un discours encourageant l'autonomisation des municipalités vis-à-vis des multinationales de gestion des déchets. Si le réseau d'associations Zero Waste semble viser cet idéal d'autonomie, la mise en pratique de ces stratégies zéro-déchet remet en doute sa faisabilité. « L'esprit » du zéro-déchet est, en un sens, rattrapé par le *nouvel esprit du capitalisme*[301] qui trouve dans sa critique les ressources pour organiser son renouveau : la quête d'autonomie de gestion dans la mise en œuvre du zéro-déchet peut être relativisée à travers deux exemples qui témoignent d'une forme de récupération du projet initial.

La Ville de Paris, d'abord, qui revendique depuis 2016 une « stratégie zéro-déchet », s'est engagée dans la rénovation de la principale usine d'incinération de déchets de la capitale, située à Ivry-sur-Seine. Baptisé « IP13 », le projet retenu par le syndicat mixte Syctom est mené par le groupe Sita, filiale de Suez-Environnement en association avec l'entreprise Vinci. Il s'agit pour les promoteurs du projet de moderniser l'actuelle usine arrivée en fin de vie et de l'associer à une chaîne de trimécano-biologique[302]. Pour les associations et collectifs d'habitants qui s'opposent au projet, ces choix techniques sont d'ores et déjà obsolètes : IP13 ne prend pas en compte la réduction entamée de la production de déchets municipaux[303], et tend à aller à l'encontre des principaux objectifs réglementaires départementaux, nationaux et européens, visant, notamment, la réduction des déchets ultimes. En d'autres termes, en s'appuyant sur une expertise industrielle, le choix de ce projet tend à imposer une trajectoire technique défavorable au développement d'une stratégie véritablement zéro-déchet, et se révèle aussi onéreux pour les contribuables que profitable pour le groupement sélectionné[304].

Parce qu'elle tend à accroître certaines formes d'inégalités, la structure mondialisée du marché des déchets vient également remettre en question l'apparente réussite de certaines autres expériences du zéro-déchet. Si San Francisco, la ville des États-Unis où il est le plus coûteux de se loger, fait figure d'exemple à suivre pour toutes les grandes villes du monde industrialisé en matière de gestion des ordures, c'est qu'elle est parvenue en moins de dix ans à détourner 80 % de ses déchets de l'incinération et de la mise en décharge : hormis une politique réglementaire forte, interdisant la distribution de certains types d'objets et de matériaux (emballages polystyrènes non recyclables et sacs en polyéthylène fins notamment), et favorisant le compostage industriel, une bonne part de ce succès tient au déploiement d'une stratégie de recyclage fondée sur l'exportation des matériaux collectés. Depuis 2008, en effet, la Californie exporte, vers la Chine notamment, entre 18 et 20 millions de tonnes de déchets dits recyclables par an[305] : une fois traités, dans des conditions « économiquement viables », c'est-à-dire grâce à l'existence de faibles revenus sur place, ces matières premières secondaires sont réexpédiées vers les Nords, en tant que matériaux « recyclés ». La rentabilité de ces filières du recyclage est étroitement corrélée, d'une part, à la fluctuation des cours des matières premières (au premier rang desquelles, le pétrole), mais également, au maintien d'un coût aussi faible que possible de traitement à l'exportation. Pour le dire très simplement, pour que certaines villes des Nords parviennent à cet objectif de « zéro-déchet », elles doivent, en l'état, compter autant sur le « sous-développement » des

Suds que sur une forme « d'endettement climatique », lié aux impacts des transports transnationaux de déchets.

À l'échelle de la ville, là encore, le zéro-déchet se veut être une perspective qui insuffle de l'espoir, qui promeut une vision positive de l'avenir. Mais cet accent « optimiste », focalisé sur des problématiques locales, tend à minimiser certains enjeux d'échelle, générateurs d'inégalités économiques et sociales. Le zéro-déchet s'inscrit, toujours, comme un processus en devenir : militants associatifs ou acteurs politiques, ses promoteurs tendent toujours à en faire un projet désirable. Comme l'affirme le slogan de Zero Waste Europe, l'esprit du « zéro-déchet » consiste moins à parvenir effectivement à éradiquer tous les déchets qu'à y tendre : « *Zero Waste is more a journey than a destination.* » Sans chercher à en dénoncer les objectifs, il semble légitime de douter de la possibilité même de voir se concrétiser, demain, cette utopie à l'échelle globale. Les mutations en jeu ne peuvent se penser que sur le temps long, et sont souvent remises en question au gré des alternances politiques. Les quantités de matières à gérer sont telles que les acteurs publics ne peuvent envisager des ruptures technologiques radicales sans courir le risque d'une saturation rapide des exutoires existants. Ces mutations visant le zéro-déchet font d'ores et déjà l'objet de conflits marqués, notamment autour des trajectoires techniques qu'il semble adéquat d'envisager pour parvenir à cet idéal d'une société homéostatique. La transition s'annonce donc longue et houleuse, tant celle-ci implique de passer par une réorganisation profonde à la fois des imaginaires impliqués que des schèmes de production et de circulation des matières à l'échelle du système-monde.

Éco-conception et écologie industrielle : les « fuites » de l'économie circulaire

Envisagée par ses promoteurs comme une « ré-évolution » industrielle et sociale[306], l'économie circulaire s'inscrit, à l'échelle macroscopique, comme une promesse conciliant la nécessité de réduire « l'impact des hommes sur leur planète », et la conservation de certains fondamentaux des modes de vie et de production contemporains. Il s'agit, en d'autres termes, de déphaser la croissance économique de la croissance des flux matériels. Une publication de la Fondation Ellen MacArthur – qui a largement popularisé la thématique dans les milieux politiques et le monde industriel – l'affirme sans détour : « Un schéma de déploiement de ressources qui est circulaire dans sa conception *rend possible une poursuite de la croissance* sans avoir besoin de davantage de ressources. Il crée nettement plus de valeur par unité de ressource[307]. » L'objectif partagé par les promoteurs du zéro-déchet comme par ceux de l'économie circulaire revient à imaginer les conditions d'un découplage entre croissance économique et croissance des flux de matières. En cadrant la problématique à l'échelle des producteurs, des acteurs industriels, on retrouve une forme d'optimisme technologique, identique à celui de certains promoteurs d'un progrès technique vertueux :

> Continuer à accroître le PIB par tête d'un nombre croissant d'habitants de la planète, tout en prétendant utiliser moins de ressources (ou, ce qui revient au même, produire davantage de biens avec une même quantité de ressources) – telle semble être la promesse de la croissance verte, qui coopte l'idée d'économie circulaire[308].

D'un point de vue économique, « il est impossible de ne fût-ce qu'approcher l'idéal de circularité sans tourner le dos à un modèle productiviste et croissanciste qui table sur une « dématérialisation » indéfinie de la seule production, sans se préoccuper outre mesure des volumes de consommation finale et de la croissance de la population mondiale[309] ». Par ailleurs, lorsque le projet d'économie circulaire est confronté à la réalité matérielle de sa mise en application, les schèmes de production, de distribution, de consommation, tout comme le système technique de gestion des déchets tels qu'ils existent aujourd'hui résistent de toutes leurs forces à ces mutations[310]. En d'autres termes, l'idéal du cercle parfait demeure à ce jour un rêve, une promesse irréaliste tant du point de vue technologique que du point de vue biologique et démographique : une façon de perpétuer un déni nécessaire à l'épanouissement des sociétés industrielles. Comme le soulignent les historiens Thomas Le Roux et François Jarrige :

> La question du recyclage et de la valorisation des déchets industriels n'a en fait cessé d'accompagner et de modeler l'histoire des sociétés industrielles. Le recyclage a été un instrument pour résorber les conflits, concilier les différents intérêts, réinscrire la question des déchets dans la rationalité économique des fabricants en quête de profits[311].

S'inscrivant dans la perspective de « réduction » et de « prévention » des déchets apparue au tournant des années 2000, l'économie circulaire est désormais au cœur de l'agenda du développement des sociétés industrielles, et ces thématiques tendent également à essaimer à travers diverses initiatives dans des pays émergents[312]. Les « bons résultats » en la matière souvent revendiqués par les acteurs concernés – des producteurs industriels aux responsables publics – participent au camouflage d'une évidence : à l'échelle globale, la production de déchets, industriels ou non, n'a jamais été aussi importante et n'est pas près de se réduire. En 2013, trois chercheurs publient une étude prospective dans la revue *Nature*[313] qui souligne que seul un scénario très optimiste de développement démographique et urbain permettrait de voir atteint un *waste peak*, c'est-à-dire un niveau maximal de production mondiale de déchets, suivi d'une baisse, avant 2100. Si un objectif global de réduction semble envisageable à horizon 2050 pour les pays de l'OCDE et certaines régions de l'Est asiatique, il est improbable que les pays du Moyen-Orient, d'Afrique du Nord ou d'Asie du Sud puissent entamer une inflexion de la production de déchets avant le siècle prochain. Le scénario dit *business as usual* qui semble le plus réaliste prévoit quant à lui que la production de déchets aura triplé à l'échelle mondiale, d'ici 2100 (voir schémas p. 226-227).

Ces « bons résultats » des pays de l'OCDE, enfin, tendent à camoufler une part de la réalité toujours plus internationalisée des flux matériels. Si l'on observe depuis une petite dizaine d'années une tendance à la baisse de la production de déchets ménagers et industriels dans les pays les plus riches, il faut rapprocher cette donnée du fait qu'une part croissante des biens de consommation sont importés de pays qui n'appartiennent pas à ce bloc. Les « flux cachés » de matières, c'est-à-dire les matières et énergie nécessaires à la production de ces biens, ne sont pas intégrés dans la comptabilité des pays de l'OCDE : une voiture mise à la casse en France représente, ainsi, une grosse tonne de déchets pour la comptabilité nationale, là où la production de cette même voiture aura mobilisé à travers le monde jusqu'à 10 tonnes de matières, générant des déchets, non pris en compte dans ces calculs[314]. Derrière les statistiques tendant à prouver la diminution effective des quantités de déchets se cache souvent un phénomène d'externalisation de la production : un simple déplacement des « sources », et non une réduction effective.

Autrement dit, à l'échelle globale, plus qu'une transition vers un monde sans déchets, force est de constater

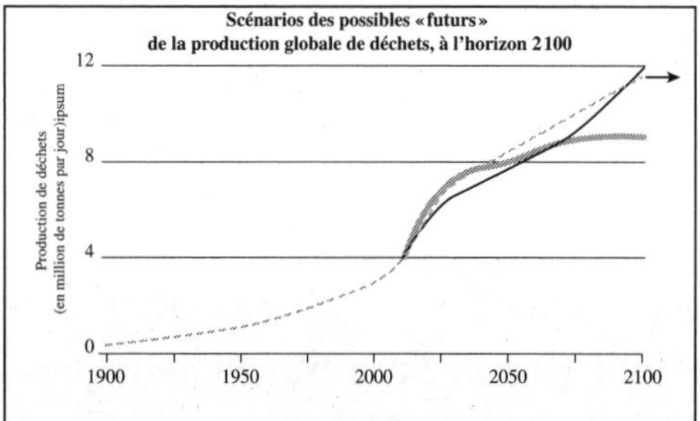

Scénario 1 : Population de 7 milliards d'individus, urbains à 90 %, objectifs de développement atteints, consommation de combustibles fossiles réduite, et populations sensibilisées aux problématiques environnementales.
Scénario 2 : Dit du *business-as-usual*, population de 9,5 milliards d'individus, urbains à 80 %.
Scénario 3 : Population de 13,5 milliards d'individus, urbains à 70 %, poches d'extrême pauvreté et de richesse modérée, beaucoup de pays en forte croissance démographique.

(Source : D'après Daniel Hoornweg *et al.*, « Environment : Waste production must peak this century », *Nature News*, 502, n° 7473, 31 octobre 2013, p. 616.)

l'accroissement continu des quantités de déchets, et la répartition de plus en plus inégalitaire de leur production. « Alors qu'on incite les citoyens à se convertir aux bons gestes et au tri, nos métabolismes énergétiques et nos systèmes de production ne cessent de produire des quantités gigantesques de matières ingérables[315]. » À la façon dont la promotion de la société du recyclage semble avoir constitué une stratégie diffuse de diversion, la course pour l'avènement d'une économie circulaire semble, à maints égards, poursuivre la même œuvre. En d'autres termes, l'imaginaire de l'économie circulaire s'inscrit dans la continuité des promesses déçues de la modernité industrielle : le mythe du cercle parfait tend à faire passer à un second plan l'enjeu de la réduction réelle des consommations, qu'elles soient individuelles ou collectives,

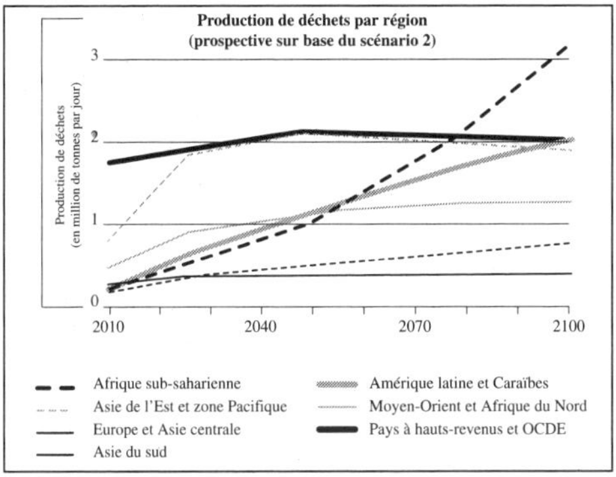

(Source : D'après Daniel Hoornweg *et al.*, « Environment : Waste production must peak this century », *Nature News*, 502, n° 7473, 31 octobre 2013, p. 616.)

ce mythe empêche de penser les conditions pratiques d'un possible ralentissement des activités productives.

En faisant de l'innovation éco-industrielle la clé de voûte du projet d'économie circulaire, ses promoteurs tendent à dénier un des principes fondamentaux de la thermodynamique. En 1979, déjà, l'économiste Nicholas Georgescu-Roegen pointait les limites de ce type d'argumentaire au moyen d'une analogie entre systèmes physiques et systèmes économiques :

> [...] les diverses autorités responsables de la lutte contre la pollution s'efforcent, à présent, de nous insuffler l'idée de machines et de réactions chimiques ne produisant pas de déchets et d'autre part que le salut dépend d'un perpétuel recyclage de déchets. [...] Mais, [...] nous devons utiliser une quantité supplémentaire de basse entropie bien plus considérable que la baisse de l'entropie obtenue par ce qui est recyclé. Car il n'y a pas plus de recyclage gratuit qu'il n'y a d'industrie sans déchets[316].

Ce qui est visé, dans l'économie circulaire, c'est le recyclage total de tout ce qui est produit, l'absence de perte, la neutralisation de l'entropie. L'utopie portée par le projet d'économie circulaire s'assimile à la mise en œuvre d'un processus néguentropique totalisant, d'un principe général d'organisation, qui parviendrait à neutraliser durablement et à l'échelle globale ce second principe de la thermodynamique : la gestion, le contrôle absolu de toutes les pertes, leur récupération, leur utilisation optimisée comme autant de moyens pour parvenir à un hypothétique état d'équilibre. En un mot, « re-cycler » désigne la promesse d'un recommencement infini : l'espoir de parvenir à échapper à la finitude de nos existences et à l'insoutenabilité de nos modes de vie, l'espoir d'une conjuration de la mort sur le mode du déni.

Promesses d'immortalité

À maints égards, l'idéal du cercle parfait, d'une société sans déchets, d'un monde sans restes fait écho à l'idéal de perfection qui structure l'histoire du développement de la modernité occidentale, cherchant à s'émanciper de son substrat naturel. L'anthropologue Philippe Descola parle d'ontologie *naturaliste* pour qualifier cette cosmologie qui s'est épanouie en Occident à partir de la Renaissance et qui, validant le principe d'une séparation entre ce qui est de l'ordre de la *nature* et ce qui est de l'ordre de la *culture*, a permis le développement des sciences modernes[317].

Beaucoup des théories héritées du siècle des Lumières renvoient directement à une telle représentation de la nature. Aujourd'hui, l'expression même « d'économie circulaire » mime le motif déjà évoqué « d'économie de la nature », défendu par Linné au XVIIIe siècle. Or, dans sa version « éclairée », l'ordre, l'équilibre même de la nature, tient à l'existence d'une transcendance divine. Dieu est à l'origine des lois qui assurent le maintien de justes proportions entre les êtres vivants, notamment entre les prédateurs et les proies. « Au XIXe siècle, les discours portant sur les cycles industriels de matière et sur le recyclage sont traversés par la théologie naturelle[318]. » La chimie moderne se développera autour de la même conviction que seule une puissance divine est à même de maintenir l'équilibre général du monde dans l'infinité des cycles de la matière : « Dieu est chimiste. »

Dans l'idéal de perfection visé par l'économie circulaire, on retrouve une promesse comparable. Mais, aujourd'hui, faute de pouvoir compter sur un quelconque *souverain créateur*, c'est la maîtrise de la sphère technique qui garantit l'équilibre et l'intégrité de la nature. La promesse hygiéniste de séparation hermétique de ces deux sphères est avant tout un défi technologique, une « ré-évolution industrielle ». Dans les sociétés contemporaines, le paradoxe qui demeure est probablement lié à l'immanence propre à cette action technicienne : la quête de transcendance passe aujourd'hui par la croyance en l'efficacité des dispositifs techniques. Dieu a quitté la « Nature », on le reconnaît maintenant dans la perfection attendue d'un système technique uniforme et globalisé. Or, cette attente est mise à mal par sa réalité toujours imparfaite, par les fuites caractéristiques des grands dispositifs techniques : ces tentatives globalisantes de séparation entre sphère biologique et sphère technique sont emblématiques du projet naturaliste décrit par Descola. Elles soutiennent un imaginaire technicien de puissance et de maîtrise.

Avec l'économie circulaire, la maîtrise technique des flux matériels, résiduels ou non, s'institue comme une promesse d'éternité. Trivialement, l'économie circulaire défend une conception « plus-que-durable » des sociétés contemporaines. L'aspiration à une société « immortelle », sans restes, peut s'inscrire dans une double perspective, toute caractéristique du paradigme actuel du déchet : à travers celle de l'hygiénisme, qui a largement contribué à la condamnation du déchet dans la période moderne, puis, dans sa continuité, à travers celle de la traduction technocratique et managériale de l'écologie. Or, paradoxalement, c'est avec l'épanouissement de ces courants idéologiques tendant à les condamner et à les bannir que nos déchets, devenus *ingérables*, n'ont eu de cesse de proliférer.

L'éco-citoyen serait-il ainsi devenu maître en l'art de conjurer la peur de la mort ? La période contemporaine du déchet se caractérise par un mouvement d'individualisation de la production et de la gestion détritique. Plus qu'une hypothétique « société du gaspillage », plus que les processus de production, à travers l'application des principes de réduction et de prévention des déchets, ce sont les jeteurs qui se voient considérés – et qui se considèrent souvent eux-mêmes – comme responsables d'une « crise du déchet ». À la façon dont les sociétés contemporaines ont favorisé un rapport toujours plus individualisé à la mort[319], l'individualisation de nos relations avec les rebuts apparaît comme un véritable catalyseur des peurs : « Il semble bien que l'angoisse de mort soit liée à la conscience qu'on a de son individualité. En toute logique, on peut donc avancer que cette angoisse devient d'autant plus aiguë que l'individualisme s'affirme[320]. »

Une des expressions parmi les plus saisissantes du « traitement » contemporain de la mort est à identifier du côté de certaines promesses, à la frontière de la science-fiction, propres à des champs convergents de la technoscience. Récemment, certains scientifiques en sont arrivés à prophétiser « la mort de la mort[321] ». On retrouve une approche convergente dans les thématiques phares du transhumanisme, mouvance aux frontières encore incertaines[322]. Aubrey de Grey, informaticien anglais converti à la biogérontologie, en est une des figures de proue. En 2002, lorsqu'il fonde le projet SENS, il définit les « sept causes profondes du vieillissement[323] ». Parmi celles-ci, les deux dernières désignent explicitement les « déchets cellulaires » : le développement de ces déchets et leur accumulation au sein des organismes vivants favoriseraient le vieillissement ; autrement dit, les supprimer, ou parvenir à empêcher l'organisme de les produire garantirait une « meilleure espérance de vie ».

Un effet de mimétisme avec les perspectives de développement de l'économie circulaire semble ici émerger : le déchet est ce qui pose problème au déploiement, sans limites, de la vie. Vie qui ne se laisse plus définir à travers le prisme de son indépassable finitude. Autrement dit, ici, la mort n'est plus un phénomène naturel : elle est une affection dont il s'agit de guérir.

Si le déchet et la mort trouvent, dans leur prise en compte pendant la période contemporaine, un écho partagé dans la figure du déni, c'est que l'un comme l'autre y sont assimilés à des processus pathologiques. Il apparaît qu'à travers les promesses d'immortalité qui irriguent les projets d'économie circulaire, ce sont ces deux figures de la négativité qui sont, elles-mêmes, niées. La mort devient « mortelle » et le déchet devient « jetable » : il semble possible, dans les deux cas, de s'en « débarrasser ». Dans l'économie circulaire, le déchet est, en ce sens, assimilé à une maladie. Dans le choix des mots, d'abord, la « prévention », le « traitement » ou la « réduction » des déchets sont effectivement des expressions qui ont récemment pris le relais de la « valorisation » ou du « recyclage ». Le système technique de gestion des déchets s'est bel et bien donné comme mission de *traiter* une affection. De la même façon, le gaspillage ou les pollutions détritiques se laissent décrire comme des formes concrétisées de ce processus pathologique. La promesse d'une « société sans restes » s'inscrit clairement comme une promesse de guérison.

La négation du déchet s'institue dans la condamnation de son existence même. Faire du déchet un interdit empêche tout autant de l'aborder comme un opérateur critique que de se confronter à sa matérialité ou à son statut d'objet : en assimilant le déchet à une maladie, on nie son statut d'indice.

De la maladie au symptôme

Derrière les slogans d'économie circulaire ou de zéro-déchet se révèle une multiplicité d'acteurs, de pratiques, de discours et d'engagements qu'il serait abusif d'assimiler à un seul et même projet de société. Là où ceux qui défendent une approche macroscopique de l'économie circulaire semblent appeler au développement d'une société « techno-écologique », faite « d'innovations durables » et de croissance verte, ceux qui défendent le zéro-déchet à l'échelle du foyer semblent davantage enclins à valider l'idée selon laquelle une réduction réelle des impacts générés par nos déchets passe nécessairement par une forme de stabilisation, voire de réduction de l'activité productive, donc par une forme d'a-croissance, voire de décroissance.

Deux visions de l'avenir s'opposent, même si toutes deux semblent prendre acte des bouleversements écologiques aussi irréversibles qu'incertains qui constituent le substrat du futur des sociétés contemporaines. D'un côté comme de l'autre, les changements nécessaires pour parvenir à s'adapter à ces bouleversements sont ambitieux, et obligent à un changement de paradigme : si les premiers envisagent l'avenir sur le mode de la mutation « par le haut » des structures de production existantes, les seconds font du déchet l'occasion de penser « par le bas » des outils pour rendre les sociétés industrielles plus résilientes. Pour reprendre les termes de l'opposition proposée par Philippe Bihouix, d'un côté, l'économie circulaire pense le changement à l'échelle macroscopique et tend à déployer un imaginaire technique du *high-tech*, de l'autre, le zéro-déchet l'envisage à l'échelle microsociologique en défendant la réinvention de certaines pratiques *low-tech*[324]. À l'échelle intermédiaire, les municipalités du zéro-déchet s'inscrivent dans la continuité des « villes en transition » promues par Rob Hopkins[325], qui cherchent à inventer un vivre-ensemble « zéro-carbone ». Dans ces initiatives locales qui semblent promouvoir l'idéal d'un monde sans pertes, les pratiques observées sont paradoxalement fondées sur la fréquentation incessante des déchets. Avec le compostage, d'abord, on doit y « mettre les mains », dans la récupération, la réparation, la réutilisation ensuite, c'est souvent ce que d'autres ont abandonné qui constitue la base matérielle de ces pratiques de réemploi. Autrement dit, plus qu'une vie « sans déchets », ce qu'est à même de promouvoir le projet protéiforme de « villes sans déchets », c'est bien un « faire-monde » avec les restes. À travers les changements locaux qu'il soutient, à travers les choix techniques qu'il défend et parce que, d'une façon générale, il tend à expérimenter des modes de vie plus sobres, on ne peut qu'espérer que le mouvement des municipalités *zéro-déchet* parvienne à essaimer rapidement et de façon élargie.

Cependant, prenant acte des pistes fertiles que ce mouvement est à même d'ouvrir, il reste possible d'en souligner ses limites. À l'échelle des pratiques domestiques notamment, le zéro-déchet se réduit le plus souvent à un idéal esthétique de pureté « désencombrée », reléguant au second plan les questions politiques, économiques ou sociales : en un sens, les « bonnes pratiques » anesthésient toute possibilité de critique. En s'attachant à proposer une alternative résolument positive à la problématique de gestion des déchets, beaucoup de ceux qui se revendiquent *zero wasters* passent à côté de la critique nécessaire des schèmes de production : ils laissent faire. Lorsqu'il demeure à l'état d'ensemble de pratiques individuelles détaché d'un projet collectif, le zéro-déchet tend à favoriser l'épanouissement de ces « petits gestes » qui font passer au second plan la question des « grands choix ». En se focalisant sur la réduction des déchets, sur la face cachée de la production, on tend à neutraliser la nécessaire critique de sa face « visible », des processus de production eux-mêmes, on « oublie » que l'on continue à produire des quantités pharaoniques de matières incontrôlables. On oublie, donc on espère.

Comment dépasser ces mécanismes de défense qui pérennisent le déni ? La cure psychanalytique ne consiste-t-elle pas précisément à s'appuyer sur les résurgences inconscientes pour tenter de reconstituer sa propre histoire, pour en comprendre les ressorts, en accepter les conséquences et tenter d'éviter certaines répétitions ? Plutôt que de condamner et de rejeter plus loin encore ce qui reste ou ce qui, une fois oublié, tend à refaire surface, comment faire monde avec nos restes ?

> Un indice, un signe : dans le langage médical, on appelle cela un symptôme. Un symptôme, pour la médecine, c'est non seulement un signal, mais c'est surtout une manifestation qui s'exprime, dans le visible, pour quelque chose qui agit dans le non-visible[326].

Les déchets qui reviennent là où on ne les attendait pas, ces résidus qui prolifèrent jusqu'aux confins du monde, y compris là où les hommes ne vivent pas, tous ces déchets sont d'ores et déjà un matériau du présent, en mesure de nourrir une histoire critique de l'Anthropocène. Faute de voir se réaliser demain les promesses portées par l'économie circulaire, parce que le cercle réputé vertueux du recyclage semble toujours percé quelque part[327], il reste possible de se faire les interprètes de ces indices un temps enfouis, d'essayer de comprendre et d'accepter, peut-être, ce que nous disent nos déchets.

Le déchet comme matériau politique

> Nous autres, civilisations, nous savons maintenant que nous sommes mortelles[328].

En 1919, le poète Paul Valéry écrivait ces lignes célèbres en ouverture d'une longue réflexion sur l'avenir d'une Europe disloquée après la Première Guerre mondiale. Ce « nous »-là, c'étaient les *modernes*, et ce « maintenant » désignait ce qui vient après la guerre.

Un siècle plus tard, l'événement Anthropocène drainant son lot de catastrophes annoncées invite désormais à élargir un peu plus encore la focale et à réfléchir à la fragilité de la puissance des sociétés thermo-industrielles. Ces sociétés qui, à force de viser leur immortalité, ont fini comme Icare par se brûler les ailes. Aujourd'hui, les preuves de leur chute inéluctable tendent à se multiplier, sur tous les fronts[329], et chacun de développer des propositions et autres solutions pour, à défaut de parvenir à temps à l'éviter, anticiper la suite, et expérimenter cette vie après la catastrophe.

Désormais, nous sommes face à Gaïa : « Gaïa, celle qui fait intrusion, ne nous demande rien, même pas une réponse à la question qu'elle impose[330]. » Faute de chercher à lui répondre, nous sommes nombreux à essayer d'imaginer de nouvelles façons d'habiter Gaïa. Certains tentent l'expérience sur le mode de la survie en milieu hostile, d'autres sur le mode de la résilience démocratique. Une discipline est même en train de voir le jour : la collapsologie s'est donnée comme double objet d'étude l'effondrement de la civilisation industrielle et les scénarios qui pourraient lui succéder[331].

Tout comme Paul Valéry, tout comme les collapsologues, je suis intimement convaincu que les sociétés sont mortelles, tout comme Bruno Latour ou Isabelle Stengers, je suis convaincu également que l'intrusion de Gaïa dans les affaires humaines perturbe considérablement nos capacités à anticiper l'avenir. Nous traversons une époque incertaine : plus de téléologie qui nous guiderait vers la suite de notre histoire, plus de « progrès technique » auquel s'accrocher pour croire à un meilleur avenir.

Toutefois, je ne saurais affirmer ici que la prolifération incontrôlable des déchets dans la biosphère constitue une preuve de la mort annoncée de la civilisation industrielle. À l'inverse, depuis ses origines, celle-ci n'a eu de cesse d'essayer de les recycler pour accéder à cet idéal d'immortalité. Ce que l'expérience sensible de la présence aux déchets me semble à même d'enseigner, c'est moins l'impératif bien réel d'essayer d'anticiper et de se préparer à *ce qui vient* que l'invitation à comprendre *ce qui est*. C'est en leur accordant une attention spécifique qu'il m'apparaît fertile d'aborder les restes : non plus sur le mode utilitariste de ce à quoi ils vont bien pouvoir servir, de comment il est possible de les traiter, de comment leur redonner une valeur d'échange, mais sur le mode herméneutique de ce qu'ils ont à nous dire du monde, sur celui de l'indice signifiant.

Dans son livre inachevé, *Paris, capitale du* XIX*e siècle*, Walter Benjamin envisageait de faire du chiffonnier le modèle d'un nouveau genre de savant[332]. Se distinguant de la figure romantique du flâneur « désordonné, impulsif et ambigu, le chiffonnier est méthodique, réfléchi et implacable[333] ». Personnage historique qui focalise son attention à la fin de sa vie, Benjamin cherche également à faire du chiffonnier un personnage *épistémologique*, un modèle pour sa propre démarche. Marc Berdet, spécialiste de l'œuvre de Walter Benjamin, le souligne bien : « Comme le chiffonnier ramassait les rebuts de l'industrie, Benjamin fait parler les haillons de l'histoire[334]. » Le chiffonnier collecte des fragments éparpillés : il « assume, à partir des lapsus, oublis et actes manqués du collectif, la tâche de l'interprétation des rêves d'une société[335] ». Le chiffonnier aide à rendre signifiant cela même qui a été oublié, il accorde au déchet une dimension politique.

J'ai cherché à montrer, dans le chapitre précédent, que d'innombrables nouveaux chiffonniers arpentaient aujourd'hui le monde sans relâche, glanant ici et là quelques-uns de ses fragments signifiants. En rattachant ma propre démarche de recherche à celle défendue par Walter Benjamin, je souhaite ici affirmer qu'en plus de se faire l'interprète de ces indices épars, l'éthique du chiffonnier se doit de s'approcher de celle d'un *activiste politique*. Il s'agit, en un mot, d'exercer un devoir de critique quant aux processus que révèle la fréquentation des restes, processus qui tendent à normaliser un modèle de développement insoutenable.

Bannis des Nords au cours du XXe siècle, les récupérateurs occupent aujourd'hui une place déterminante dans les processus de mise en circulation des restes dans les pays émergents. Leur activité est toutefois menacée par l'expansion du système technique du déchet, qui s'impose la plupart du temps comme la trajectoire non négociable du développement économique et humain global[336]. Ici et là, au Brésil ou en Égypte, par exemple, des collectifs se structurent sur le mode syndical ou coopératif : ceux-ci ont choisi de faire de la lutte contre cet itinéraire imposé du déchet un combat politique plus large, pour un autre modèle de développement[337].

Cette lutte ne doit pas être considérée comme relevant de la responsabilité des seuls professionnels du déchet. Le regard du chiffonnier peut aider à *décoloniser l'imaginaire*[338]. Pour exemple, le simple fait d'assimiler certaines productions humaines incontrôlables à des déchets participe d'une stratégie de dissimulation, d'un aveuglement collectif. On nomme « déchets » certains résidus de nos activités avec lesquels il demeure impossible de *faire monde*. Qu'ils soient « radioactifs », « toxiques », « ultimes » ou plus largement « dangereux », les nommer « déchets » tend à rendre familier leur nature inquiétante, tend à banaliser leur existence même. Ces déchets *pour* la technique n'en sont pas : leur nature matérielle, leur vie propre, impose de ne jamais les abandonner. Impossible de les récupérer, impossible de s'en saisir, impossible de faire monde avec eux. Leur matérialité impose toujours d'essayer de les maîtriser, de les isoler du reste du monde et ce pour assurer notre propre survie. En refusant de les qualifier comme déchets, les nouveaux chiffonniers pourraient contribuer à redonner une allure inquiétante à ce qui se présente sur ce mode familier mais qui n'est pourtant rien d'autre qu'une production monstrueuse.

Ces choses-là, bien qu'enfouies, bien que traitées, sont d'ores et déjà l'héritage encombrant et durable des sociétés thermo-industrielles : elles dureront par-delà le moment de la disparition des sociétés qui les ont engendrées. Ces restes-là forcent à penser une « troisième nature » et les formes de vie qui sont en mesure de s'y déployer. Loin de la nature sauvage, de laquelle la cosmologie naturaliste n'a cessé de tenter de nous émanciper, loin d'une seconde conception, moderniste, d'une nature façonnée par l'action humaine, rendant possible son exploitation, fatale sa pollution et impérative sa restauration, l'anthropologue Anna Tsing définit cette troisième nature comme « ce qui parvient à vivre malgré le capitalisme[339] ». La vie parvient toujours à se frayer un chemin, y compris en s'installant sur les ruines des civilisations disparues. Cette vie-là est résolument précaire, fragile. En un sens, cette vie-là ressemble à celle du chiffonnier, glanant inlassablement ces fragments oubliés du monde et s'en faisant l'interprète autant que le critique.

ÉLOGE DE CE QUI RESTE

La promesse qu'offre le projet de clôture du monde matériel, c'est l'absence de ruines, la fin des restes. Cette aspiration à une société sans déchets s'inscrit comme le fruit d'une culture moderne tout occidentale : une quête de pureté fidèle à l'idéologie hygiéniste qui organise, aujourd'hui encore, nos relations à ce qui reste. Pourtant, ce paradigme toujours dominant aujourd'hui trouve quelque écho chez les Chaggas d'Afrique australe. Plutôt connue pour la qualité de son système d'irrigation, cette tribu a fait l'objet d'un récit éclairant de Mary Douglas. Elle souligne que les hommes adultes de cette tribu « fondent leur réputation de pureté exceptionnelle sur une supercherie[340] » :

> Dans la tribu Chagga, les mâles adultes prétendaient que leur anus était bloqué une fois pour toutes lors de leur initiation. Les initiés de sexe mâle étaient censés ne jamais déféquer, contrairement aux femmes et aux enfants qui demeuraient esclaves de leur corps. On imagine les complications qu'entraînaient, pour les hommes, de tels mensonges[341].

Chez les Chaggas, les « mâles adultes » perpétuent un mensonge qui tend à garantir la pérennité de leur pouvoir. Aujourd'hui, le mythe de la pureté, ce souci de tenir séparées l'une de l'autre la biosphère et la technosphère, constitue un vecteur d'affirmation d'un imaginaire coercitif aussi diffus que globalisé. Loin de défendre une posture sceptique vis-à-vis de la réalité des enjeux écologiques contemporains, j'ai cherché à démontrer en quoi l'argument écologique continue d'être le « cheval de Troie » d'un imaginaire technicien, renforçant le projet moderniste de domination et de maîtrise de la nature. Ce mythe Chagga aide ici à repenser l'*ethos* de « l'éco-citoyen » comme la perpétuation de ce déni.

A contrario, à travers les expérimentations locales de mise en relation des hommes et de leurs restes, des pistes fertiles semblent à même d'éclore. Les rencontres avec le déchu, ces « trouvailles » de chiffonnier se laissent décrire comme des chemins de création : la présence au reste, son écoute presque, met en relief sa valeur d'indice, transforme ce déchet en véhicule d'un potentiel pouvoir subversif. L'objet qui fait face au glaneur est-il ou non voué à un usage à venir ? Est-il encore « vivant », capable ou non de s'animer de nouveau ?

Dans les pratiques de récupération de restes un temps considérés comme déchus, dans ce que l'on nomme banalement le réemploi, les objets récupérés sont, toujours, porteurs d'une épaisseur signifiante : des palimpsestes portant l'inscription de leurs usages antérieurs et de leur condition passée. Ces « vies passées » ne se révèlent pas toujours au chiffonnier, pourtant, elles sont là, dormantes. Ce qui distingue ce réemploi du projet d'économie circulaire, c'est précisément la liberté accordée ou non à la chose déchue. Dans le réemploi, ce qu'il advient du déchet n'est pas le résultat d'un *design*, mais bien d'une forme de dialogue entre la chose déchue, son glaneur et ses milieux d'accueil, en bref, un assemblage. Évoquant la mosquée de Kairouan, Jacques Berque associe la pratique du *remploi* en architecture à un processus d'unification par le divers.

> Les matériaux, les mises en œuvre affluent de partout. La mosquée finit par devenir un musée de chapiteaux romains de grande et de basse époque, grecs, arabes. À quoi s'ajoutent les mosaïques taillées par des artistes mésopotamiens, des

> carreaux de faïence où le style polychrome de l'Andalousie côtoie le monochrome plus naïf qu'affectionne l'Afrique. Une richesse de collecte, une splendeur d'accumulation, et pourtant unitaire[342].

Dans cette mosquée en tant que système de remploi rien ou presque n'est arabe, sauf peut-être le territoire qui l'accueille. Pourtant, la mosquée est bien là, *unitaire.* Ce que ce montage de bric et de broc révèle, c'est la façon dont finit par s'unifier le divers, l'hétérogène. Élargissant sa réflexion à la question de la culture, Berque de poursuivre alors :

> Oui, certes, l'espace, la configuration. Mais toute culture n'est-elle pas, comme la mosquée de Kairouan, faite de pièces et de morceaux empruntés loin alentour, selon les strates chronologiques ou les distances géographiques ou sociales les plus diverses ? Et cela n'est-il pas plus vrai encore aujourd'hui qu'hier ? Toute culture n'est-elle pas, aujourd'hui, à beaucoup d'égards, un système de remplois[343] ?

Ce que Berque dit de la culture, je suis ici tenté de l'appliquer à nos déchets : les déchets ne sont-ils pas *ce qui reste* du mélange entre des fragments du monde qu'une certaine modernité entend encore tenir séparés ?

Conclusion

DE L'ÉCO-CITOYEN AUX CHIFFONNIERS

Il serait trompeur de réduire l'histoire récente du déchet à celle d'une prise de conscience d'un problème écologique lié aux phénomènes de mise au rebut. Si la question détritique semble réellement apparaître – notamment dans les sciences sociales – au moment de ce tournant environnemental, c'est, le plus souvent, pour continuer d'associer le déchet à une menace. Menace qu'il s'agit toujours, comme pour les ingénieurs hygiénistes du XIXe siècle, de maîtriser. Malgré les efforts déployés depuis quarante ans pour réduire, recycler ou valoriser ces résidus, les déchets demeurent appréhendés sur le mode du pathologique, du problème à gérer : parce qu'ils emblématisent quelque chose de l'ordre d'un danger, d'un risque de pollution parfois irréversible, il faut s'en occuper, il faut les faire disparaître. Cet impératif de traitement, de guérison, se traduit aujourd'hui par la multiplication d'appels consensuels à une certaine forme de tempérance. De la société du recyclage, jusqu'à l'économie circulaire, en passant par la prévention des déchets, tous ces slogans désignent la nécessité et l'urgence à agir. Ces appels à la tempérance sur le mode impératif semblent pouvoir être lus comme le nouvel avatar d'un long processus de désinhibition sociale et culturelle, décrit par Jean-Baptiste Fressoz et Christophe Bonneuil[344]. L'Anthropocène est un *événement* : la conséquence d'une série complexe de choix politiques, économiques ou scientifiques, et non un état de fait, une « chose », se présentant aujourd'hui sous la forme d'un grand récit, imposant aux hommes une vision managériale, « géocratique » du monde. En bref, il s'agit de déjouer ce caractère impératif et déshumanisé de certains appels répétés au pilotage de la planète. Appels qui résonnent aujourd'hui comme l'expression d'un désarroi collectif engendré par près de deux siècles de sacralisation de la puissance sur le mode du déni de la fragilité[345].

> L'histoire de l'Anthropocène est celle des désinhibitions qui normalisèrent l'insoutenable : l'hygiène qui contourna la médecine environnementale du XVIIIe siècle, la norme technique qui sapa les contestations et constitua l'ontologie de l'administration des nuisances, la prolifération des objets qui construisit le sujet anthropologique libéral, le PNB et la notion d'économie qui naturalisèrent l'idée absurde de croissance infinie, les « solutions » techno-scientifiques qui prétendirent à chaque époque mieux générer la nature à son rendement soutenu maximal, et bien d'autres encore[346].

Dans le premier chapitre, il a fallu insister sur la centralité des mouvements hygiénistes dans le processus d'émergence, au cours du XIXe siècle, d'une acception moderne du déchet : les accusations faites à l'endroit de la souillure organique ont justifié la normalisation du principe d'abandon, mais aussi la naturalisation des techniques de disparition du résiduel domestique. L'avènement de la poubelle, véritable dispositif d'enfermement disciplinant tant le chaos détritique que les villes modernes et leurs habitants, ne s'est pas fait sans soulever de vives résistances chez les travailleurs du déchet d'alors, ces chiffonniers, qui avaient fait de l'ordure plus que leur gagne-pain, leur emblème. En écho à cette « prolifération des objets », ayant construit le « sujet anthropologique libéral », il faut ici rappeler le rôle de l'avènement du jetable, faisant du principe de mise au rebut le pendant indispensable au déploiement de ce monde de biens. Forme raffinée de ce processus d'abandon, le « bien jeter » correspond à une réponse moralement acceptable pour le sujet désencombré. Enfin, quelques catastrophes écologiques intimement liées à la matérialité de nos déchets stimulent la multiplication de ces incertaines, et parfois inquiétantes, solutions géo-ingénieriques. Mais il faut garder en mémoire que les matières plastiques, notamment, qui ont colonisé le monde à toutes les échelles, n'ont pu devenir indispensables qu'au prix, là encore, d'une certaine fabrication de l'ignorance, de « l'étouffement » de certaines menaces que leur matérialité extraterrestre avait, dès leur apparition, suscitées.

Paradoxalement, la dénonciation environnementaliste de la « civilisation de la poubelle » et les appels à l'urgence à agir ont pu légitimer et renforcer l'idée selon laquelle nous traversions une « crise du déchet »[347]. Ces menaces toujours plus pressantes ont contribué à occulter la possibilité même de penser le déchet dans ses implications sociales, dans son écologie mentale, et dans la complexité de ses trajectoires historiques. Ce paradigme de la menace a conduit à aborder le résiduel comme quantité de matière abandonnée, à traiter, à *manager*, rationnellement, c'est-à-dire aujourd'hui *écologiquement*. Autrement dit, le simple fait d'affirmer l'existence d'une crise du déchet, sur le mode de l'urgence écologique, a participé de l'impossibilité même d'accorder aux déchets une fonction d'opérateur critique, à maintenir la question de *notre* présence à ce qui reste à l'état de tabou.

Les deux visages d'*Homo detritus*

Au cours de cet essai, j'ai cherché à identifier deux grands récits irriguant les relations des sociétés contemporaines à leurs déchets, deux paradigmes permettant de qualifier le spectre de nos relations à ce qui reste. Tout comme l'*anthropos* de l'Anthropocène, *Homo detritus* n'est en rien unitaire. D'un côté, la figure de l'éco-citoyen emblématise un imaginaire moderniste de séparation entre sphère technique et sphère biologique : le souci de maintenir séparés nature et artifice perpétue un déni nécessaire au maintien symbolique de cette frontière toute naturaliste, caractéristique de la modernité thermo-industrielle. De l'autre, la figure du chiffonnier, emblème d'un imaginaire d'hybridation, illustre une relation à ce qui reste sur le mode du dialogue entre la chose déchue et son milieu d'accueil, naturel ou non, humain ou non. Sur le mode d'une présence au déchet, d'un attachement et d'un compagnonnage plutôt que d'une éradication. Cette distinction entre l'éco-citoyen et le chiffonnier rejoint l'opposition que propose Bruno Latour entre modernes et terrestres qui, tous, se retrouvent aujourd'hui face à Gaïa. En ce sens, les deux visages d'*Homo detritus* sont moins des portraits réalistes ou normatifs que les reflets du conflit symbolique qui anime nos relations fondamentalement équivoques et contradictoires avec les restes.

Caractéristique de la période contemporaine du déchet, la figure de l'éco-citoyen s'est lentement construite autour de croyances emblématisées par ce poids moral associé au souci de « bien jeter ». L'avènement de ces « bonnes pratiques » aurait pu apparaître comme le point d'origine d'un mouvement d'écologisation, comme la conséquence vertueuse d'une hypothétique prise de conscience collective, d'un « réveil » associé au tournant environnemental de la fin du XXe siècle. En réalité, cette morale « écologique » du geste de mise au rebut a été le terreau du renforcement d'une approche gestionnaire, managériale, des techniques de prise en charge du déchet. Autrement dit, le « bien jeter » a constitué une stratégie de diversion permettant de ne pas poser la question des causes, permettant de ne pas se confronter à certaines racines d'un problème bien plus large.

Sous couvert d'une approche pragmatique de la « crise » des déchets, une réponse totale a été développée, contraignant les usagers à raviver des croyances à un ordre supérieur, intériorisé. Ces croyances se sont traduites dans le respect de ces rituels quotidiens, garantissant une certaine accoutumance à ce pouvoir coercitif diffus, et, par certains aspects, *totalitaire*. Le socio-anthropologue Georges Balandier résume clairement le mécanisme de la modernisation par l'oubli :

> Ordre nouveau, le système totalitaire moderne fait de la rupture avec le passé, de la projection dans l'avenir où il entraîne les masses, une transgression nécessaire. Il dénie en entier ce qui a produit l'homme plus humain au cours de l'histoire antérieure, il sécrète une certaine amnésie, une pédagogie de l'oubli[348].

La poubelle et les déchets qui la composent sont aujourd'hui le lieu d'exercice privilégié de ce pouvoir auquel une large majorité de jeteurs a, souvent sans le savoir, accepté de se plier. Si ce pouvoir est diffus, c'est parce qu'il est à la fois institutionnel, économique, industriel, politique, mais aussi parce qu'il est possible d'en retrouver la trace dans les perceptions et les représentations des consommateurs et des citoyens, dans nos pratiques quotidiennes et familières, routinisées. Si ce pouvoir s'est déployé *sous couvert* d'une approche pragmatique, c'est dans le sens d'un effort de dissimulation : l'argument écologique a permis de conférer une apparence pragmatique au développement d'une « pédagogie de l'oubli ». La réforme environnementale des déchets a été depuis quatre décennies la vitrine d'un dispositif de savoir-pouvoir instauré non sur le mode du mouvement, cher à Balandier, mais bien sur celui de la réponse totale : une entreprise de dissimulation comparable à une fabrique de l'oubli. Cet oubli, c'est à la fois celui des choses jetées, de leur matérialité, de leur histoire parfois, mais c'est aussi celui de cette nature, de cette « planète », que nous cherchons, pourtant, à préserver en bien jetant.

La figure du chiffonnier offre un pas de côté par rapport à celle de l'éco-citoyen. Elle renvoie à un « moment » différent du déchet : l'activité du chiffonnier est moins associée à l'instant du jeter qu'à celui de la confrontation à un résiduel qui est déjà là. Glaneur, il ramasse ce que d'autres, humains ou non, ont déjà délaissé. Parce que en cherchant à résister à leur disparition annoncée, ils ont opposé une protestation farouche à la normalisation du déchet, l'héritage politique laissé par les chiffonniers invite à contester l'hégémonie d'un imaginaire gestionnaire et technicien totalisant. D'un discours utilitaire faisant de leur activité un maillon indispensable de l'équilibre métabolique urbain, les chiffonniers sont peu à peu devenus les porteurs d'une revendication sociale et culturelle : ils ont défendu une conception devenue subversive du déchet, comme cela même qu'il est possible de se réapproprier, comme la matière première d'une autre façon de faire monde.

Aujourd'hui, les nouveaux chiffonniers semblent poursuivre cette lutte en indiquant d'autres façons d'aborder ce qui reste : le déchet n'apparaît plus sur le mode de la menace, de l'anomalie, ou, plus encore, de la pathologie, mais bien comme un fragment signifiant du monde. Dans les pratiques très locales de prise en charge, par les jeteurs eux-mêmes, du résiduel domestique, on assiste bien à des expérimentations de l'autonomie, des prises de distance vis-à-vis d'un modèle gestionnaire omniprésent. Les *freegans* qui ont choisi de faire des poubelles leur garde-manger, les collectifs de récupérateurs qui se fédèrent dans les Suds, tous dessinent des chemins de création, des pistes pour inventer un faire-monde *avec* les restes. D'une façon générale, la figure du chiffonnier aide à comprendre comment certaines pratiques de mise au rebut peuvent se laisser comparer, parfois, à des formes de *dons*, bien plus qu'à de simples processus d'*abandon.* Parce qu'ils sont les représentants d'une forme prémoderne de gestion du résiduel urbain, parce qu'ils ont contribué à la circulation permanente des restes domestiques et ce jusqu'à ce que leur activité soit bannie des grandes villes occidentales, parce qu'ils en ont fait les objets d'une revendication politique, les chiffonniers invitent à considérer les déchets comme les supports d'une action collective critique. Ils forcent à penser le renouveau d'une certaine économie du don : collectifs de bricolage, de réparations en tous genres, fêtes de la gratuité, mais également engouement pour le réemploi, la « récup' », ou même réinvention du glanage en ville. Ces chemins de création sont d'autant plus précieux qu'ils semblent fragiles : ils tracent les contours d'une éthique du soin, du précaire, du reste comme commun, en rupture avec les promesses de grandeur et de maîtrise d'une civilisation en quête d'immortalité.

Pas de dehors, que du dedans

À l'heure de l'Anthropocène, nos déchets constituent des marqueurs matériels de l'histoire sociale, politique, culturelle qui nous a projetés dans une nouvelle géologie ; ils sont d'ores et déjà des indices d'un bouleversement global auquel il est plus qu'incertain que nous soyons, ou que nous serons un jour, véritablement préparés. Nous avons longtemps privilégié des techniques qui nous ont éloignés, et qui tendent encore à nous séparer, de notre maison commune. Nous avons fait de la Terre et de la vie qui l'anime un *environnement*, nous avons conféré une extériorité au monde qui nous amène, aujourd'hui, tant à le polluer – à nous l'approprier – qu'à chercher, souvent vainement, à le protéger. C'est peut-être de ce monde-là, de cette représentation-là d'un monde à maîtriser, qu'il s'agit désormais de faire le deuil[349].

Pour en finir avec la représentation de la planète « vue d'en haut » comparable à un vaisseau spatial *high-tech*, ayant justifié l'action d'une ingénierie globale supposément capable de réguler l'équilibre d'un « système Terre » réduit à un vaste système productif à gérer et à optimiser[350], pour en finir avec les promesses de certains autres « apprentis sorciers du climat[351] », je souhaite opposer l'image du bateau-monde, que quelques mois passés à dériver à la surface du monde m'ont invité à imaginer. Ce bateau-monde-là est fait de bric et de broc, d'humain et de non-humain : il est impossible de se représenter cet assemblage toujours mouvant dans son ensemble, dans sa diversité et dans sa complexité. Mais chacun est à même d'y ressentir ponctuellement les rapports de forces qui s'établissent entre ceux qui souhaiteraient voir filer le bateau toujours plus loin, plus fort, plus vite et d'autres qui préféreraient le voir ralentir pour retrouver, à bord, du temps pour vivre. Dans ce bateau-monde-là, pas de gouvernail – « il n'y en a jamais eu[352] » –, pas de « pilote » capable de rectifier la trajectoire du navire pris dans la tempête, pas d'équipage unitaire non plus, mais des conflits incessants, des *collectifs éphémères*[353], en désaccord le plus souvent.

Si, effectivement, « nous » sommes « tous » dans le même bateau, je crois que la figure du chiffonnier peut aider à imaginer des façons fertiles d'y habiter : non plus en espérant en maîtriser la course, non plus en s'efforçant d'en colmater les brèches, non plus en essayant de dégazer par-dessus bord vers un hypothétique dehors, non plus en se raccrochant à l'espoir un peu fou qu'il sera un jour possible de « quitter le navire » et d'en changer. À l'inverse, arpentant inlassablement le pont, fouillant les cales, et autres recoins oubliés, les chiffonniers indiquent qu'il reste toujours des moyens d'agir même lorsque la situation est désespérée. Ils prêtent une attention permanente et répétée à ce foyer commun – qui ne demande rien, pas même qu'on le protège –, ils collectent, patiemment, des fragments enfouis et oubliés du monde, ils se mettent à leur écoute et cherchent à s'en faire les interprètes. Le chiffonnier, dont Walter Benjamin a fait le « modèle d'un nouveau genre de savant », est aussi, et peut-être avant tout, un activiste politique. En se saisissant physiquement des restes, en y trouvant matière à critiquer les choix qui ont fait proliférer l'insoutenable, il force à prendre position au présent, à reprendre politiquement la main sur les déchets pour bâtir une contestation collective, une mutinerie peut-être, face à ceux qui prétendent œuvrer à la maîtrise du monde en se l'appropriant.

NOTES

1. C'est sur la base de cette thèse de sociologie que ce livre a été rédigé (Baptiste Monsaingeon, « Le déchet durable. Éléments pour une socio-anthropologie du déchet ménager », école doctorale de philosophie de l'université Paris 1, soutenue le 2 juin 2014).

2. Voir les travaux du groupe de travail « Anthropocène », de la sous-commission du Quaternaire de l'Union internationale des sciences géologiques : http://quaternary.stratigraphy.org/workinggroups/anthropocene/

3. Will Steffen, Jacques Grinevald, Paul J. Crutzen et John R. McNeill, « The Anthropocene : Conceptual and historical perspectives », *Philosophical Transactions of the Royal Society A*, vol. 369, n° 1938, p. 842-867 ; voir également Christophe Bonneuil et Jean-Baptiste Fressoz, *L'Événement anthropocène : la Terre, l'histoire et nous*, Paris, Seuil, 2013.

4. Derek V. Ager, *The Nature of the Stratigraphical Record*, Chichester New York Brisbane, J. Wiley & Sons, [1973] 1993, p. 106. Voir également Patrick De Wever, *Temps de la Terre, temps de l'homme*, Paris, Albin Michel, 2012.

5. André Leroi-Gourhan, *Le Geste et la parole*, tome 2 : *La Mémoire et le rythme*, Paris, Albin Michel, [1965] 1989, p. 149-150.

6. Catherine de Silguy, *Histoire des hommes et de leurs ordures : du Moyen Âge à nos jours*, Le Cherche Midi, Paris, [1996] 2009, p. 154.

7. Michel Serres, *Le Mal propre : polluer pour s'approprier ?*, Paris, Le Pommier, 2008.

8. Je remercie Stéphane Le Lay qui a accepté que je lui emprunte l'expression, qui a servi de titre à un dossier spécial de la revue *Mouvements* (Stéphane

Le Lay, « L'*homo detritus* fait-il de la politique ? Quelques réponses sous forme de mégots de cigarettes », *Mouvements*, n° 87, 2016, p. 25-35 ; voir également Agnès Jean-Jean, Stéphane Le Lay et Olivier Roueff, « Éditorial », *in* « Où va l'*homo detritus* ? », *Mouvements*, n° 87, 2016, p. 7-12).

9. Voir notamment Christophe Bonneuil et Pierre de Jouvancourt, « Pour en finir avec l'épopée, récit, géopouvoir et sujets de l'Anthropocène », *in* Émilie Hache (dir.), *De l'Univers clos au monde infini*, Bellevaux, 2014, p. 57 *sq.* ; voir également Christian Parenti et Jason W. Moore, *Anthropocene or Capitalocene ?: Nature, History, and the Crisis of Capitalism*, Oakland, PM Press, 2016.

10. Donella H. Meadows *et al.*, *The Limits to Growth : A Report for the Club of Rome's Project on the Predicament of Mankind*, New York, Universe Books, 1972.

11. Cf. Jacques Grinevald et Ivo Rens, « Introduction à la deuxième édition », *in* Nicholas Georgescu-Roegen, *La Décroissance. Entropie, écologie, économie*, trad. Jacques Grinevald et Ivo Rens, Paris, Sang de la Terre, [1995] 2006, p. 20.

12. Daniel Hoornweg *et al.*, « Environment : Waste production must peak this century », *Nature News*, n° 7473, 31 octobre 2013, p. 615-617.

13. Platon, *Parménide*, trad. Luc Brisson, Paris, Garnier-Flammarion, 1994, p. 94.

14. Sigmund Freud, « Préface à l'édition allemande », trad. S. Cott et D. Laporte, *in* John G. Bourke, *Les Rites scatologiques*, Paris, PUF, [1913] 1981, p. 31-34, p. 33.

15. *Ibid.*

16. *Ibid.*

17. Italo Calvino, *La Poubelle agréée*, in *La Route de San Giovanni*, trad. J. P. Manganaro, Paris, Seuil, 1991, p. 117-158, p. 131.

18. Cité *in* Museum national d'histoire naturelle, « Instructions sommaires pour les collecteurs d'objets ethnographiques », Paris, Palais du Trocadéro, Mission scientifique Dakar-Djibouti, 1931, p. 10-11 (ce texte a été rédigé par Michel Leiris sur la base des cours d'ethnographie, dispensés par Marcel Mauss).

19. Gérard Bertolini, *Montre-moi tes déchets. L'art de faire parler les restes*, Paris, L'Harmattan, 2011, p. 29.

20. William Rathje et Cullen Murphy, *Rubbish ! The Archaeology of Garbage*, University of Arizona Press, 1993 ; Jean Gouhier, « Rudologie : science de la poubelle », Le Mans, Université du Maine, *Cahiers du GEDEG*, n° 1, 1988.

21. Laurent Olivier, *Le Sombre abîme du temps : mémoire et archéologie*, Paris, Seuil, 2008, p. 10.

22. Voir le travail approfondi d'analyse sémantique du philosophe Cyrille Harpet (*Du déchet, philosophie des immondices : corps, ville, industrie*, Paris, L'Harmattan, 1999, et « Le déchet : une horloge chaotique. Série sémantique des termes de la déchéance », *in* Jean-Claude Beaune (dir.), *Le Déchet, le rebut, le rien*, Seyssel, Champ Vallon, 1999, p. 181-209).

23. Loi n° 75-633 du 15 juillet 1975, in *Journal officiel de la République française* du 16 juillet 1975, p. 7279.

24. Directive n° 2006/12/CE du 5 avril 2006 du Parlement européen et du Conseil relative aux déchets, in *Journal officiel de l'Union européenne*, n° L114 du 27 avril 2006.

25. Voir à ce sujet les travaux de Philippe Billet (« Le déchet, du label au statut. Considérations juridiques sur un abandon », *in* Jean-Claude Beaune (dir.), *Le Déchet, le rebut, le rien*, *op. cit.*, p. 99-111).

26. Mary Douglas, *De la souillure : essai sur les notions de pollution et de tabou*, trad. Anne Guérin et Luc De Heusch, Paris, La Découverte, [1967] 2001, p. 24.

27. *Id.*

28. Luc De Heusch, *in* Mary Douglas, *De la souillure...*, *op. cit.*, p. 9 (Introduction).

29. Serge Latouche, « Le revers de la production », *Traverses*, n° 12, octobre 1978, p. 85-98.

30. John Scanlan, *On Garbage*, Londres, Reaktion Books, 2005, p. 164.

31. Mary Douglas, *op. cit.*, p. 25.

32. *Ibid.*, p. 58-59.

33. Susan Strasser, *Waste and Want : A Social History of Trash*, New York, Holt Paperbacks, 1999, p. 109 ; ma traduction.

34. Ici, l'expression doit être rapprochée de ce que le politiste Andrew Dobson qualifie d'*environnementalisme* (cf. *Green Political Thought : An Introduction*, Londres, Routledge, [1992] 2007).

35. Catherine de Silguy, *Histoire des hommes et de leurs ordures*, *op. cit.*, p. 15.

36. Voir André Guillerme, *Les Temps de l'eau : la cité, l'eau et les techniques, Nord de la France, fin* III*e-début* XIX*e siècle*, Seyssel, Champ Vallon, [1983] 2009, p. 85.

37. *Ibid.*, p. 174.

38. Sabine Barles, *L'Invention des déchets urbains. France : 1790-1970*, Seyssel, Champ Vallon, 2005, p. 6.

39. Voir à ce sujet, Jean-Pierre Leguay, *La Pollution au Moyen Âge*, Paris, Éditions Jean-Paul Gisserot, 1999.

40. Voir notamment Thomas Le Roux, *Le Laboratoire des pollutions industrielles – Paris, 1770-1830*, Paris, Albin Michel, 2011 ; Jean-Baptiste Fressoz, *L'Apocalypse joyeuse. Une histoire du risque technologique*, Paris, Seuil, 2012, ou Geneviève Massard-Guilbaud, *Histoire de la pollution industrielle en France, 1789-1914*, Paris, Éditions de l'EHESS, 2010.

41. Cité *in* André Guillerme, *Les Temps de l'eau…*, *op. cit.*, p. 177.

42. *Ibid.*, p. 152.

43. *Ibid.*, p. 179.

44. *Ibid.*, p. 31 et p. 34-53.

45. *Ibid.*, p. 71.

46. *Ibid.*, p. 99-100.

47. L'expression est empruntée au titre de l'ouvrage de Delphine Corteel et Stéphane Le Lay consacré aux acteurs contemporains du déchet (Delphine Corteel et Stéphane Le Lay (dir.), *Les Travailleurs des déchets*, Toulouse, Éditions Érès, 2011).

48. Charles Lancelin, « Le monde où l'on chiffonne, la cité Doré », in *Le Monde moderne*, tome 12, 1900 ou encore Victor Fournel, « Portrait du chiffonnier-philosophe Liard », *L'Intermédiaire des chercheurs et des curieux*, 1901 ; cités *in* Catherine de Silguy, *Histoire des hommes et de leurs ordures*, *op. cit.*, p. 105-106.

49. *Ibid.*, p. 101 *sq.*

50. Cf. Sabine Barles, *L'Invention des déchets urbains*, *op. cit.*, p. 65, et Catherine de Silguy, *Histoire des hommes et de leurs ordures*, *op. cit.*, p. 75-76.

51. *Ibid.*, p. 103-104.

52. Catherine de Silguy, *Histoire des hommes et de leurs ordures*, *op. cit.*, p. 76.

53. Mary Douglas, *De la souillure…*, *op. cit.*, p. 87.

54. Georges Vigarello, *Le Propre et le sale, l'hygiène du corps depuis le Moyen Âge*, Paris, Seuil, 1985, p. 182.

55. André Guillerme, *Les Temps de l'eau…*, *op. cit.*, p. 198.

56. Alain Corbin, *Le Miasme et la jonquille, l'odorat et l'imaginaire social aux XVIIIe et XIXe siècles*, Paris, Aubier, 1982, Partie I, chapitre V, et plus particulièrement p. 100-101.

57. Antoine Lavoisier, *Précis historique sur les émanations élastiques qui se dégagent des corps pendant la combustion, pendant la fermentation et pendant*

les effervescences, in *Œuvres complètes,* Paris, 1858, III, p. 523, cité *in* André Guillerme, *Les Temps de l'eau..., op. cit.,* p. 198.

58. Lucien Lévy-Bruhl, *L'Âme primitive,* PUF, Paris, [1927] 1963, p. 150.

59. Jean-Baptiste Fressoz, « La main invisible a-t-elle le pouce vert ? Les faux-semblants de "l'écologie industrielle" au XIXe siècle », *Techniques & Culture,* n° 65, « Réparer le monde. Excès, reste et innovation », 2016, p. 324-339, p. 332.

60. *Id.*

61. *Ibid.,* p. 334.

62. Voir Cyrille Harpet, « Le déchet, une horloge chaotique », *op. cit.,* p. 190-191.

63. Sabine Barles, *L'Invention des déchets urbains, op. cit.,* p. 135.

64. Voir *ibid.,* p. 137-140. Toutefois, l'existence de filières de recyclage des papiers tout au long de cette période souligne que, parfois, les collectes de vieux papiers ont pu se substituer aux collectes de vieux chiffons.

65. *Ibid.,* p. 154-155, p. 136.

66. Cf. Alain Corbin, « Généalogie des pratiques », in *Déchets : l'art d'accommoder les restes,* Paris, Centre de création industrielle, Centre Georges-Pompidou, 1984, p. 132-136, p. 132.

67. Guillaume Carnino, « L'invention de la science dans le second XIXe siècle », thèse de doctorat, EHESS, 2011, p. 468-496.

68. *Ibid.,* p. 495.

69. Cf. André Guillerme, *Les Temps de l'eau..., op. cit.,* 1983, p. 187-229, et Sabine Barles, *L'Invention des déchets urbains, op. cit.,* p. 256.

70. Voir Guillaume Carnino, « L'invention de la science dans le second XIXe siècle », *op. cit.*

71. Voir notamment Alain Gras, *Les Macro-systèmes techniques,* Paris, PUF, 1997, et plus particulièrement le chapitre VII : « Les macro-systèmes techniques de second ordre », p. 90-95.

72. Jeanne-Hélène Jugie, *Poubelle-Paris, la collecte des ordures à la fin du XIXe siècle,* Paris, Larousse, 1993.

73. Christopher J. Preston et Steven H. Corey, « Public health and environmentalism : Adding garbage to the history of environmental ethics », *Environmental Ethics,* 27-1, 2005, p. 3-21, p. 10.

74. Sabine Barles, *L'Invention des déchets urbains, op. cit.,* p. 183.

75. Cf. Martin Melosi, *Garbage In The Cities : Refuse, Reform, and the Environment,* University of Pittsburgh Press, Pittsburgh, [1981] 2005, et plus

particulièrement le chapitre VI : « Collection and disposal pratices in the early twentieth century », p. 152-188.

76. *Ibid.*, p. 184.

77. Sabine Barles, *L'Invention des déchets urbains, op. cit.*, p. 223.

78. Sabine Barles, « Les chiffonniers, agents de la propreté et de la prospérité parisienne au XIXe siècle », *in* Delphine Cortell et Stéphane Le Lay (dir.), *op. cit.*, 2011, p. 45-67.

79. *Id.*

80. Catherine de Silguy, *Histoire des hommes et de leurs ordures, op. cit.*, p. 78.

81. Voir, notamment, Gérard Bertolini, *Économie des déchets : des préoccupations croissantes, de nouvelles règles, de nouveaux marchés*, Paris, Éditions TECHNIP, 2005.

82. Pour une histoire détaillée des décharges contrôlées, voir Gérard Bertolini, *Décharges : quel avenir ?*, Lyon, Société Alpine de Publications, 2000.

83. Voir notamment le cas des Mureaux, dont la décharge contrôlée laisse déjà échapper fumées et gaz toxiques avant guerre (cf. Sabine Barles, *L'Invention des déchets urbains, op. cit.*, p. 227).

84. Albert Tauveron, *Les Années poubelle*, Grenoble, Presses universitaires de Grenoble, 1984, p. 30 *sq.*

85. Voir les travaux de Denise Jodelet *et al.*, « Représentations, attitudes et motivations face à la gestion des déchets : autour du phénomène NIMBY », Rapport pour le ministère de l'Environnement, Laboratoire de psychologie sociale, d'analyse des représentations du langage et de la communication, Paris, 1997, et de Danny Trom, « De la réfutation de l'effet NIMBY considéré comme une pratique militante », *Revue française de science politique*, n° 49, 1999, p. 31-50.

86. Cf. notamment les propos d'André Joulot datant de 1946, cité *in* Sabine Barles, *L'Invention des déchets urbains, op. cit.*, p. 225.

87. Stéphane Frioux, « Le problème des déchets ménagers de la fin du XIXe siècle aux années 1970 », in *Pour mémoire. Comité d'histoire, Revue du ministère de l'Écologie, du Développement durable et de l'Énergie*, n° 12, automne 2013, p. 9-16, p. 15.

88. Martin Melosi, *Garbage in the Cities…, op. cit.*, p. 216.

89. Catherine de Silguy, *Histoire des hommes et de leurs ordures, op. cit.*, p. 157.

90. Cf. Convention sur la prévention de la pollution des mers résultant de l'immersion de déchets, communément appelée Convention de Londres ou LC72, amendée par le dit « Protocole de 1996 » (www.imo.org).

91. Martin Melosi, *Garbage in the Cities…, op. cit.*, p. 137 *sq.*, et Susan Strasser, *Waste and Want…, op. cit.*, p. 96 *sq.*

92. Voir notamment, pour le Royaume-Uni, Arnaud Page, « Fertile cities : Composting and the contestation of the “throwaway society”, 1930s-1960s », *Environment and History*, à paraître (2017).

93. *Ibid.*, p. 175.

94. *Ibid.*, p. 161-168.

95. *Ibid.*, p. 270.

96. Pour une analyse fouillée du contexte français, voir Kristin Ross, *Rouler plus vite, laver plus blanc : modernisation de la France et décolonisation au tournant des années soixante*, Paris, Flammarion, 2006.

97. *Ibid.*, p. 47 *sq.*, ou Gay Hawkins, *The Ethics of Waste : How We Relate to Rubbish*, Lanham, Rowman & Littlefield Publishers, 2005, p. 25.

98. Martin Melosi, *Garbage in the Cities…, op. cit.*

99. Gérard Bertolini, « Les déchets. Recueil de citations et de dictons », *in* Jean-Claude Beaune (dir.), *Le Déchet, le rebut, le rien, op. cit.*, p. 210-230, p. 222. Toutefois, l'expression ne peut réellement être attribuée au célèbre préfet dans la mesure où le couvercle des poubelles ne sera imposé que tardivement à Paris et plus généralement en France qu'au cours de la première moitié du XXe siècle (Stéphane Frioux, « Le problème des déchets ménagers de la fin du XIXe siècle aux années 1970 », *op. cit.*, p. 9).

100. Extrait d'entretien avec un cadre dirigeant de l'Ademe, en charge de la question des déchets, réalisé le 28 janvier 2009.

101. Cité *in* Martin Melosi, *Garbage in the Cities…, op. cit.*, p. 199 ; ma traduction.

102. Rachel Carson, *Silent Spring*, Boston, Houghton Mifflin, 1962.

103. Barry Commoner, *Science and Survival*, New York, Viking, 1966.

104. Barry Commoner, *The Closing Circle : Nature, Man, and Technology*, New York, Knopf, 1971.

105. Vance Packard, *The Waste Makers*, Philadelphie, DavidMcKay, 1960. La publication de *The Waste Makers* en 1960 est le dernier opus d'une trilogie initiée dès 1957 : *The Hidden Persuaders* (dédié à la critique de la propagande publicitaire), puis *The Status Seekers*, en 1959.

106. Voir, entre autres, Ivan Illich, *La Convivialité*, Paris, Seuil, 1973 ; André Gorz, *Écologie et politique*, Paris, Galilée, 1975, ou René Dumont, *L'Utopie ou la Mort !*, Paris, Seuil, 1973.

107. Pour ces deux citations, cf. Andrew Dobson, *Green Political Thought: An Introduction, op. cit.*, p. 3-4 ; ma traduction.

108. Jean-Baptiste Fressoz, « La main invisible a-t-elle le pouce vert ?... », art. cité, p. 337.

109. Denis Duclos, « La nature, principale contradiction culturelle du capitalisme ? », in *Actuel-Marx*, n° 12, deuxième semestre 1992, PUF, Paris, p. 41-58.

110. Michel Affholder, « La naissance et les premiers développements d'une politique nationale des déchets entre 1971 et 1984 », in *Pour mémoire. Comité d'histoire, op. cit.*, p. 27-40.

111. Loi n° 92-646 du 13 juillet 1992 relative à l'élimination des déchets ainsi qu'aux installations classées pour la protection de l'environnement.

112. Décret interministériel n° 92-358 du 1er avril 1992.

113. Laurence Rocher, « La gestion des déchets ménagers : histoire d'une politique publique », in *Pour mémoire. Comité d'histoire, op. cit.*, p. 17-26.

114. Alain Gras, *Les Macro-systèmes techniques, op. cit.*, p. 93.

115. Sophie Bernard *et al.*, « Le commerce international des déchets », *in* CEPII, *L'Économie mondiale 2013*, Paris, La Découverte, 2012, p. 104-118, p. 108.

116. Pour la question des métaux, voir notamment, Philippe Bihouix et Benoit de Gillebon, *Quel avenir pour les métaux ?*, Les Ulis, EDP Sciences, 2010.

117. Harold Crooks, *La Bataille des ordures*, Montréal, Boréal express, 1984 ; *id.*, *Giants of Garbage : The Rise of the Global Waste Industry and the Politics of Pollution Control*, Toronto, James Lorimer & Company, 1993.

118. Pour une histoire détaillée de la firme, voir Timothy C. Jacobson, *Waste Management An American Corporate success story*, Boston, Gateway Business Books, 1992, et Roger Cans, *Le Monde poubelle*, Paris, First/Robert Laffont, 1990, p. 103-112.

119. Cf. Gérard Bertolini, *Économie des déchets : des préoccupations croissantes, de nouvelles règles, de nouveaux marchés*, Paris, Éditions TECHNIP, 2005, chapitre III, « Les marchés et les opérateurs », p. 93-121. Bertolini y insiste tant sur la tendance à la concentration du marché des déchets que sur son corollaire, sa financiarisation.

120. Entretien réalisé le 17 avril 2009 avec un ancien cadre d'une société proposant des solutions globales aux collectivités pour la gestion des déchets ménagers.

121. Christophe Bonneuil et Yannick Mahrane, « Gouverner la biosphère : de l'environnement de la guerre froide à l'environnement néolibéral », *in*

Dominique Pestre, *Le Gouvernement des technosciences. Gouverner le progrès et ses dégâts depuis 1945*, Paris, La Découverte, 2014, p. 133-169.

122. *Id.*

123. *Id.*

124. Gérard Bertolini, « Le marché des déchets : structures et acteurs, croissance, concentration et recompositions », *Responsabilité & Environnement*, n° 45, janvier 2007, p. 99-109, p. 108.

125. Entretien réalisé le 17 avril 2009, cf. note 120.

126. *Id.*

127. *Id.*

128. Cf. directive 1999/31/CE du 26 avril 1999 concernant la mise en décharge des déchets. Pour le cas français, cf. loi n° 92-646 du 13 juillet 1992, relative à l'élimination des déchets ainsi qu'aux installations classées pour la protection de l'environnement (art. 2-1).

129. Code de l'environnement, titre IV, 1-1, art. L541-2-1, II (issu de l'ordonnance n° 2010-1579 du 17 décembre 2010 – art. 2). Cet article est une mise à jour de la loi du 13 juillet 1992.

130. Entretien réalisé le 17 avril 2009, cf. note 120.

131. Audrey Garric, « À force de recycler, la Suède doit importer des déchets », *Le Monde*, 22 septembre 2012 : ecologie.blog.lemonde.

132. Cf. Jeffrey D. Kimball, *Recycling in America*, Santa Barbara, Abc Clio, 1992, p. 5.

133. Ces pays ont mis en place des filières dites à « responsabilité élargie du producteur » dès le début des années 1990.

134. Heike Weber, « La politique des déchets ménagers en Allemagne au XXe siècle », in *Pour mémoire. Comité d'histoire, op. cit.*, p. 139-151.

135. Rémi Barbier, « La fabrique de l'usager. Le cas de la collecte sélective des déchets », *Flux*, n° 48-49 (2-3), 2002, p. 35-46, p. 36-37.

136. *Ibid.*, p. 36.

137. Yannick Rumpala, « Le réajustement du rôle des populations dans la gestion des déchets ménagers », *Revue française des sciences politiques*, n° 49 (4-5), 1999, p. 601-629, p. 621-622.

138. *Id.*

139. Émilie Hache, *Ce à quoi nous tenons*, Paris, La Découverte, 2011.

140. Philippe Chalmin et Catherine Gaillochet, *Du rare à l'infini : panorama mondial des déchets*, Paris, Economica, 2009, p. 22.

141. Unesco, « Charte de Belgrade. Un cadre mondial pour l'éducation relative à l'environnement », Unesco-UNEP, 22 octobre 1975.

142. Geneviève Férone, *2030, le krach écologique*, Paris, Grasset, 2008.

143. Samuel Pelras, *Un geste pour la planète. Peut-on ne pas être écolo ?*, Paris, Flammarion, 2012.

144. Cf. loi constitutionnelle de la République française, n° 2005-205 du 1er mars 2005 relative à la Charte de l'environnement (JORF n° 0051 du 2 mars 2005, p. 3697).

145. Yannick Rumpala, « La "consommation durable" comme nouvelle phase d'une gouvernementalisation de la consommation », *Revue française de science politique*, vol. 59, n° 5, 2009, p. 967-996, p. 990.

146. *Ibid.*, p. 994.

147. *Ibid.*, p. 995.

148. Michele Dobré, *L'Écologie au quotidien : éléments pour une théorie sociologique de la résistance ordinaire*, Paris, L'Harmattan, p. 328.

149. Voir notamment Luc Boltanski et Ève Chiapello, *Le Nouvel Esprit du capitalisme*, Paris, Gallimard, 1999.

150. Cf. Andrew Dobson, *Green Political Thought : An Introduction, op. cit.*

151. Michaël Sandel, « The procedural republic and the unencumbered self », *Political Theory*, vol. 12, n°1, février 1984, p. 81-96, p. 87 ; ma traduction.

152. Pierre Bouvier, *De la socioanthropologie*, Paris, Éditions Galilée, 2011, p. 41-43.

153. Cf. Andrew Dobson, *Green Political Thought : An Introduction, op. cit.* et Bruno Latour, « Moderniser ou écologiser ? À la recherche de la septième cité », *Écologie & Politique*, n° 13, 1995, p. 5-27, p. 25 *sq.*

154. Günther Anders, *L'Homme sur le pont* (1958), trad. D. Trierweiler, in *Hiroshima est partout*, Paris, Seuil, 2008, p. 152.

155. Voir notamment, C. N. Njue *et al.*, « Assessing the impact of historical coastal landfill sites on sensitive ecosystems : A case study from Dorset, Southern England », *Estuarine, Coastal and Shelf Science*, vol. 114, n° 1, décembre 2012, p. 166-174.

156. Voir son interview dans le film *Trashed* (Candida Brady, *Trashed*, 2012).

157. « Recycled Island » est un projet expérimental du cabinet d'architectes WHIM. Il n'avait pas pour vocation d'être réalisé « grandeur réelle » (voir www.whim.nl et www.recycledisland.com).

158. Dans les années 1970 notamment, deux articles font le constat de l'existence de concentrations importantes de débris plastique dans l'Atlantique

et dans le Pacifique (pour l'Atlantique, cf. Edward Carpenter et Kenneth Smith, « Plastics on the Sargasso Sea surface », *Science*, n° 175, 1972, p. 1240-1241 ; pour le Pacifique, cf. Elizabeth Venrick *et al.*, « Man-made objects on the surface of the central North Pacific Ocean », *Nature*, vol. 241, n° 5387, janvier 1973, p. 271).

159. Cf. Kara L. Law *et al.*, « Plastic accumulation in the North Atlantic subtropical gyre », *Science*, vol. 329, n° 5996, septembre 2010, p. 1185-1188.

160. En ligne : http://watchthewaste.free.fr ; http://projectkaisei.org/ ; www.theplastiki.com ; www.5gyres.org/

161. Peter Kershaw *et al.*, « Plastic debris in the ocean », *UNEP Yearbook 2011*, p. 20-33.

162. Cf., par exemple, Miriam C. Goldstein *et al.*, « Increased oceanic microplastic debris enhances oviposition in an endemic pelagic insect », *Biology Letters*, mai 2012 : http://rsbl.royalsocietypublishing.org

163. Erik R. Zettler *et al.*, « Life in the "plastisphere" : Microbial communities on plastic marine debris », *Environmental Science & Technology*, vol. 47, n° 13, juillet 2013, p. 7137-7146.

164. Patricia L. Corcoran *et al.*, « An anthropogenic marker horizon in the future rock record », *GSA Today*, vol. 24, n° 6, juin 2014, p. 4-8.

165. www.kimointernational.org/fishing-for-litter/

166. www.theoceancleanup.com/

167. Voir notamment Stiv Wilson, « The fallacy of cleaning the gyres of plastic with a floating "ocean cleanup array" » : http://inhabitat.com ou l'avis de François Galgani, spécialiste des macrodéchets à l'IFREMER (cf. Audrey Garric, « Peut-on nettoyer les océans des déchets plastiques ? », *Le Monde*, 3 avril 2013, http://ecologie.blog.lemonde.fr).

168. Gwyneth D. Zaikab., « Marine microbes digests plastics », *Nature*, 28 avril 2011 : www.nature.com

169. Ce projet a été développé dans le cadre de l'édition 2012 du concours iGEM (International Genetically Engineered Machine Competition) du Massachusetts Institute of Technology, rassemblant diverses équipes d'étudiants en biologie de synthèse : http://2012.igem.org

170. Bernadette Bensaude-Vincent et Dorothée Benoit-Browaeys, *Fabriquer la vie. Où va la biologie de synthèse ?*, Paris, Seuil, 2011.

171. Jenna R. Jambeck *et al.*, « Plastic waste inputs from land into the ocean », *Science*, vol. 347, n° 6223, 2015, p. 768-771.

172. *Ibid.*, p. 771 ; ma traduction.

173. Bernadette Bensaude-Vincent, « Reconfiguring nature through syntheses : From plastics to biomimetics », *in* Bernadette Bensaude-Vincent et William Newmann (dir.), *The Artificial and the Natural. An Ever-Evolving Polarity*, Cambridge (MA), MIT Press, 2007, p. 293-312, p. 296.

174. Werner Boote et Gerhard Pretting, *Plastic Planet*, Paris, Actes Sud, p. 53.

175. www.plasticseurope.fr.

176. C'est la thèse centrale de l'historien Jeffrey Meikle (*American Plastic : A Cultural History*, New Brunswick, Rutgers University Press, 1995).

177. Werner Boote et Gerhard Pretting, *Plastic Planet*, *op. cit.*, p. 62.

178. *Id.*

179. Robert Sklar, *The Plastic Age (1917-1930)*, New York, G. Braziller, 1970.

180. *Id.*

181. Werner Boote et Gerhard Pretting, *Plastic Planet*, *op. cit.*

182. Gérard Bertolini, *Homo plasticus : les plastiques, défi écologique*, Paris, Sang de la Terre, 1991.

183. Pour un tour d'horizon des applications et bénéfices sociaux associés aux polymères de synthèse, voir Anthony L. Andrady et Mike A. Neal, « Applications and societal benefits of plastics », *Philosophical Transactions of the Royal Society in Biological Science*, vol. 364, 2009, p. 1977-1984.

184. Interview télévisée (cf. Olivier d'Angely, « Plastiques : alerte aux toxiques », *Pièces à conviction*, diffusée sur France 3, le 6 décembre 2012).

185. « Le plastique est partout et il est là pour durer : c'est là tout ce qu'il suffit de savoir sur la Terre. » (ma traduction) : Richard Powers, *Gain*, Londres, Vintage, 1998, p. 771, cité *in* Bernadette Bensaude-Vincent, « Plastics, materials, and dreams of dematerialization », *in* Jennifer Gabrys et Gay Hawkins (dir.), *Accumulation : The Material Politics of Plastic*, Abingdon, Oxon, Routledge, 2013, p. 17-29.

186. Cf. transcription de l'interview pour la National Public Radio (USA) réalisée par Michele Norris et diffusée le 13 juillet 2007, dans le cadre des cent ans de la Bakelite (ma traduction).

187. Barry Commoner, *L'Encerclement : problèmes de survie en milieu terrestre*, traduit par G. Durand, Paris, Seuil, 1972.

188. Barry Commoner, *The Closing Circle : Nature, Man, and Technology*, *op. cit.*, p. 12 ; ma traduction.

189. Pour ces deux citations, *ibid.*, p. 127.

190. Cité *in* Jeffrey L. Meikle, *American Plastic : A Cultural History*, *op. cit.*, p. 282.

191. *Id.* ; ma traduction, c'est l'auteur qui souligne. L'ensemble des chroniques de Norman Mailer a été réuni dans Norman Mailer, *Of the Fire On the Moon*, Boston, Little, Brown & Co, 1970.

192. Cf. Susan Strasser, *Waste and Want, op. cit.*, chapitre IV, « Having and disposing in the new consumer culture », p. 161-201.

193. « Ces sacs plastiques vraiment pratiques », slogan célèbre de la firme DuPont ; cité *in* Jeffrey L. Meikle, *American Plastic : A Cultural History, op. cit.*, p. 282.

194. *Ibid.*, p. 253 *sq.*

195. *Ibid.*, p. 283.

196. *Id.*

197. *Id.* ; ma traduction.

198. *Ibid.*, p. 106.

199. *Ibid.*, p. 266 ; ma traduction.

200. *Id.*

201. *Id.*

202. Ma traduction, cf. Bernard London, « Ending the depression through planned obsolescence », autopublication, New York, 1932.

203. Pour une histoire du concept et une typologie des formes d'obsolescence programmée, voir l'ouvrage de référence de Giles Slade, *Made to Break : Technology and Obsolescence in America*, Harvard, Harvard University Press, 2006. Voir également Vance Packard, *The Waste Makers, op. cit.*, en particulier la seconde partie intitulée « In response, nine strategies », p. 29-182, et Cosima Dannoritzer, *Prêt-à-jeter* (titre original : *Kaufen für die Müllhalde*), diffusé en France sur Arte, le 15 février 2011.

204. Jeffrey L. Meikle, *American Plastic : A Cultural History, op. cit.*, p. 156 ; ma traduction.

205. *Id.*

206. *Ibid.*, p. 176 ; ma traduction.

207. Cf. Martin Melosi, *Garbage in the Cities…, op. cit.*, p. 210.

208. Cf. Gérard Bertolini, *La Double Vie de l'emballage*, Paris, Economica, 1995, et Franck Cochoy, *Une sociologie du packaging ou L'âne de Buridan face au marché*, Paris, PUF, 2002, pour une contribution sociologique déterminante à la question de la perception des emballages, dans des situations de consommation quotidiennes.

209. Werner Boote et Gerhard Pretting, *Plastic Planet, op. cit.*, p. 33.

210. La norme NE 13432 : 2000 acceptée par décision de la Commission européenne (directive 2001/524/CE) ; voir également, Luc Averous et Éric Pollet, « Biodegradable Polymers », *in* Luc Averous et Éric Pollet (dir.), *Environmental Silicate Nano-biocomposites*, Londres, Springer-Verlag, 2012, chapitre II, p. 13-40.

211. *Id.*

212. Cf. Loi n° 2015-992 du 17 août 2015 relative à la transition énergétique pour la croissance verte, article 75 – II.

213. Cf. Susan C. Nagel *et al.*, « Relative binding affinity-serum modified access (RBA-SMA) assay predicts the relative in vivo bioactivity of the xenoestrogens bisphenol A and octylphenol », *Environmental Health Perspectives*, vol. 105, n° 1, 1997, p. 70-76 ; et Frédérick S. Vom Saal *et al.*, « A physiologically based approach to the study of bisphenol A and other estrogenic chemicals on the size of reproductive organs, daily sperm production, and behavior », *Toxicology and Industrial Health*, 14, 1998, p. 239-260.

214. Cité *in* Stéphane Foucart, « Bisphénol A, les dessous d'un scandale sanitaire », *Le Monde*, 28 octobre 2011, mis à jour le 8 octobre 2012 www.lemonde.fr.

215. *Id.*

216. Pour plus de détails, cf. *id.*, et D. Andrew Crain *et al.*, « An ecological assessment of Bisphenol-A : Evidence from comparative biology », *Reproductive Toxicology*, n° 24, 2007, p. 225-239.

217. Voir notamment Henri Boulier, « Autoriser pour interdire. La fabrique des savoirs sur les molécules et leurs risques dans le règlement européen REACH », thèse de doctorat en sociologie, École des Mines, soutenue le 8 janvier 2016.

218. Voir notamment Benoît Collombat, « REACH : le toxique lobbying du patronat européen », *in* Benoît Collombat et David Servenay (dir.), *Histoire secrète du patronat : de 1945 à nos jours*, Paris, La Découverte, 2009, p. 621-630.

219. Robert N. Proctor et Londa L. Schiebinger (dir.), *Agnotology : The Making and Unmaking of Ignorance*, Stanford (CA), Stanford University Press, 2008.

220. Cf. Directive européenne n° 2008/98/CE, article 3, paragraphe 17 : « "recyclage" : toute opération de valorisation par laquelle les déchets sont retraités en produits, matières ou substances aux fins de leur fonction initiale ou à d'autres fins. Cela inclut le retraitement des matières organiques, mais n'inclut pas la valorisation énergétique, la conversion pour l'utilisation comme combustible ou pour des opérations de remblayage ».

221. Cette typologie inspirera largement la norme DIN 6120 mise en place en Allemagne, puis en Europe à partir de 1997 (à travers la directive 97/129/CE).

222. Cf. notamment Gay Hawkins, « Made to be wasted : PET and topologies of disposability », *in* Jennifer Gabrys, Gay Hawkins et Mike Michael (dir.), *Accumulation : The Material Politics of Plastic*, Londres, Routledge, 2013, p. 49-67, ou William McDonought et Michael Braungart, *Cradle to Cradle : Remaking the Way We Make Things*, New York, North Point Press, 2002.

223. Cf. Gay Hawkins, « Made to be wasted : PET and topologies of disposability », *op. cit.*

224. Dans l'Union européenne, dès 1994, la directive n° 94/67/CE du 16 décembre impose notamment des normes d'émission maximales de POP : elle sera précisée en 2000, 2002 et 2005.

225. Elvire Bernardet van Staevel, « De la monstruosité du déchet ultime », *in* Jean-Claude Beaune (dir.), *Le Déchet, le rebut, le rien*, *op. cit.*, p. 112-122, et *id.*, *La Pollution sauvage*, Paris, PUF, 2006.

226. Chelsea M. Rochman *et al.*, « Classify plastic waste as hazardous », *Nature*, n° 494, 14 février 2013, p. 169-171.

227. Associated Press, « Bangladesh bans use of polythene shopping bags to protect environment », dépêche du 24 décembre 2001.

228. Une page Wikipedia retrace l'historique des procédures de régulation et d'interdiction des sacs de polyéthylène fins : wikipedia.org, « Phase-out of lightweight plastic bags ».

229. Michael Pauron, « Mauritanie – Mali : sus aux sacs plastique ! », *Jeune Afrique*, janvier 2013 : www.jeuneafrique.com.

230. Cf. Franck Convery *et al.*, « The most popular tax in Europe ? Lessons from the Irish plastic bags levy », *Environmental and Resource Economics*, n° 38, 2007, p. 1-11.

231. John Vidal, « Welcome to Modbury. Just don't ask for a plastic bag », *The Guardian*, 28 avril 2004 : www.theguardian.com

232. Cf. Marion Deye, « Le marché du sac-poubelle s'emballe », *Usine Nouvelle*, 28 mai 2009 : www.usinenouvelle.com, ou encore Gilles van Kote, « L'interdiction des sacs en plastique se mondialise », *Le Monde*, 3 janvier 2013 : www.lemonde.fr/planete

233. http://letstalkplastics.com.

234. Cf. annexe III de la directive 2008/98/ CE.

235. Cf. Chelsea M. Rochman *et al.*, « Classify plastic waste as hazardous », art. cité.

236. Entretien réalisé le 2 juillet 2010.

237. Beth Terry, *Plastic-free : How I Kicked the Plastic Habit and How You Can Too*, New York, Skyhorse Publications, 2012 ; http://myplasticfreelife.com/

238. Jean-Baptiste Fressoz, « La main invisible a-t-elle le pouce vert ?... », art. cité, p. 329.

239. *Id.*

240. Voir notamment les travaux de l'agronome français Marc Dufumier (Marc Dufumier *et al.*, *Agriculture biologique : espoir ou chimère ?*, Paris, Le Muscadier, 2013).

241. Voir à ce titre l'étude du système britannique de valorisation des déchets organiques, qui conclut sur la difficile requalification en compost des digestats issus des usines de décomposition en anaérobie (Nicky Gregson *et al.*, « Interrogating the circular economy : The moral economy of resource recovery in the EU », *Economy and Society*, vol. 44, n° 2, mai 2015, p. 218-243, p. 226-234).

242. Cf. Centre national de ressources textuelles et lexicales, article « gaspiller » : www.cnrtl.fr

243. Gérard Bertolini, « L'or, l'ordure et l'argent », *in* Jean-Claude Beaune (dir.), *Le Déchet, le rebut, le rien*, *op. cit.*, p. 37-49, p. 40.

244. Jenny Gustavsson *et al.*, « Global food losses and food waste », Rome, FAO, 2011.

245. *Ibid.*, p. v.

246. *Id.* ; ma traduction.

247. *Ibid.*, p. 2.

248. *Ibid.*, p. 17 ; ma traduction.

249. Tristram Stuart, *Global gâchis. Révélations sur le scandale mondial du gaspillage alimentaire*, Paris, Rue de l'Échiquier éditions, 2013, p. 198-202.

250. Cf. résolution 2011/2175(INI) du Parlement européen, intitulée : « Éviter le gaspillage des denrées alimentaires : stratégies pour une chaîne alimentaire plus efficace dans l'Union européenne » : www.europarl.europa.eu

251. Voir notamment Tristram Stuart, *Global gâchis...*, *op. cit.*, p. 244 et p. 312-313.

252. Loi n° 2016-138 du 11 février 2016 parue au *Journal officiel* n° 36 du 12 février 2016.

253. Cf. Dana Simmons, « Waste not, want not : Excrement and economy in nineteenth-century France », *Representations*, vol. 96, n° 1, 2006, p. 73-79.

254. Stéphane Le Lay, « Le rôle des déchets dans l'histoire. Entretien avec François Jarrige et Thomas Le Roux », *Mouvements*, n° 87-3, 2016, p. 59-68, p. 65.

255. Voir, notamment, Bertrand Hervieu et Danièle Hervieu-Léger, *Le Retour à la nature. « Au fond de la forêt... l'État »*, La Tour d'Aigues, Éditions de l'Aube, 1979 ; Bernard Lacroix, *L'Utopie communautaire. Histoire sociale d'une révolte*, Paris, PUF, 1981 ; ou encore Lilian Matthieu, *Les Années 70, un âge d'or des luttes ?*, Paris, Textuel, 2010.

256. Gilles Deleuze, *Pourparlers*, Paris, Gallimard, 1990, p. 238-239.

257. L'essentiel de cette partie se fonde sur une enquête de terrain de deux ans, autour de la mise en place d'un dispositif de lombricompostage collectif en milieu urbain.

258. *Worms Eat My Garbage* dans sa version originale : Mary Appelhof, *Les vers mangent mes déchets*, Pézenas, Vers la terre, [1982] 2007.

259. *Ibid.*, « Avant-propos », p. x.

260. Michel Serres, *Le Mal propre : polluer pour s'approprier ?*, *op. cit.*, p. 15-17.

261. Gay Hawkins, *The Ethics of Waste...*, *op. cit.*, p. 122 ; ma traduction.

262. Michel Foucault, « Les techniques de soi », *in* Daniel Defert et François Ewald (dir.), *Michel Foucault. Dits et Ecrits*, volume II, Paris, Gallimard, 2001, texte n° 363, p. 1602-1632, p. 1619.

263. Une transcription du fanzine est disponible en ligne : Warren Oakes, *Why freegans ?*, autopublication, 1999 : http://freegan.info

264. *Id.*

265. Caroline Salle, « Les militants de la récup'food », *Le Figaro*, 2 avril 2007, p. 39.

266. Tristram Stuart, *Global gâchis...*, *op. cit.*

267. *Ibid.*, p. 25.

268. *Ibid.*, p. 258.

269. *Id.*

270. http://www.freecycle.org

271. Voir notamment les actions des groupes de Toronto (Canada), de New York, de Miami (Floride) et de Raleigh (Caroline du Nord), ces deux derniers groupes étant les deux « pionniers » du mouvement (http://rrfmarket.blogspot.fr/).

272. On attribue à Ariel Rodriguez Bosio, un jeune Argentin, l'origine du terme et de l'initiative, lorsqu'il décide en 2010 de distribuer gratuitement à son « club d'art martial » son surplus d'affaires à déménager. Il crée dans la foulée l'association Arcoiris Universal (www.arcoirisuniversal.org) qui promeut les

gratiferias et le développement de « Maisons pour tous », dont l'accès est gratuit et ouvert à tous, pensées comme des espaces de dialogues, d'échanges et de dons.

273. www.ifixit.com/Manifesto

274. Cf. Naomi Klein, *No Logo*, Toronto, Knopf, 1999 ; Hakim Bey, *L'Art du chaos : stratégie du plaisir subversif*, Paris, Nautilus, 2000.

275. Cf. Hakim Bey, *TAZ : zone autonome temporaire*, Paris, Éditions de l'Éclat, [1985] 1997.

276. Max N. Liboiron, « Tactics of waste, dirt and discard in the Occupy movement », *Social Movement Studies : Journal of Social, Cultural and Political Protest*, vol. 11, n° 3-4, 2012, p. 393-401.

277. *Id.*

278. Jean-Marie Guyau, *Esquisse d'une morale sans obligation ni sanction*, Paris, Félix Alcan, 1885.

279. Jean Duvignaud, *Hérésie et subversion : essais sur l'anomie*, Paris, La Découverte, 1986, p. 74-75.

280. Cf. Mark King, « Waste food feeds 5,000 a lunchtime curry in Trafalgar Square », *The Guardian*, 18 novembre 2011 : www.theguardian.com/ ou encore le site consacré au projet « *feeding the 5k* ».

281. Marcel Mauss, « Essai sur le don », in *Sociologie et anthropologie*, 11e édition, Paris, PUF, [1923-1924] 2009, p. 143-279.

282. Georges Bataille, *La Part maudite*, Paris, Éditions de Minuit, 1949, p. 223 et p. 224.

283. Voir Éric Chauvier, « L'oiseau et la baie vitrée. Anthropologie des déchets dans une zone périurbaine pavillonnaire », *A contrario*, n° 19, 2013, p. 17-33.

284. Carlo Ginzburg, « "Signes, traces, pistes". Racines d'un paradigme de l'indice », *Le Débat*, n° 6, 1980, p. 3-44, p. 31.

285. Voir notamment Christian Arnsperger et Dominique Bourg, « Vers une économie authentiquement circulaire. Réflexions sur les fondements d'un indicateur de circularité », *Revue de l'OFCE*, n° 145-1, 2016, p. 91-125 ; diverses publications associatives (CNIID : « Propositions pour une économie vraiment circulaire » : http://cniid.fr ; ou les principes de l'économie circulaire promus par la Fondation Ellen MacArthur : www.ellenmacarthurfoundation.org.

286. William McDonought et Michael Braungart, *Cradle to Cradle : créer et recycler à l'infini*, Paris, Éditions Alternatives, [2002] 2011.

287. *Ibid.*, p. 138.

288. *Id.*

289. Voir notamment John Ehrenfeld et Nicholas Getler, « Industrial ecology in practice. The evolution of interdependence at Kalundborg », *Journal of Industrial Ecology*, vol. 1, n° 1, 1997, p. 67-79, ou Rachel Lombardi et Peter Laybourn, « Redefining industrial symbiosis : Crossing academic-practionners boundaries », *Journal of Industrial Ecology*, vol. 16, n° 1, 2012, p. 28-37.

290. Béa Johnson, *Zero Waste Home : The Ultimate Guide to Simplifying your Life by Reducing your Waste*, Scribner, New York, 2013.

291. Voir notamment le dossier de l'assocation Zero Waste Europe, dédié à l'histoire de ce village qui a renoncé à la délégation de service public pour la gestion des déchets municipaux : www.zerowasteeurope.eu

292. Denis Duclos, « La nature, principale contradiction culturelle du capitalisme ? », *op. cit.*, p. 52.

293. Voir, par exemple, Colin Beavan, *No Impact Man : Saving the Planet One Family at a Time*, Londres, Piaktus, Little, Brown Book, 2009, ou, en France, Jérémie Pichon et Bénédicte Moret, *Famille (presque) zéro-déchet : ze guide*, Vergèse, Thierry Soucard éditions, 2016.

294. Béa Johnson, *Zero Waste Home…*, *op. cit.*

295. Voir pour un tour d'horizon du sujet Joël Lebeaume, *L'Enseignement ménager en France : sciences et techniques au féminin, 1880-1980*, Rennes, Presses universitaires de Rennes, 2014.

296. Béa Johnson, *Zéro déchet*, trad. Laure Motet, Paris, Les Arènes, 2013 [*Zero Waste Home…*, *op. cit.*, p. 375-376].

297. Cf. Michaël Sandel, « The procedural republic and the unencumbered self », *op. cit.*

298. www.zerowastehome.com ; ma traduction.

299. www.zerowasteeurope.eu.

300. Cf. le site dédié de l'assocation Zero Waste Europe : « Zero waste municipalities » : http://zerowasteeurope.eu/zerowastecities.eu/

301. Cf. Luc Boltanski et Ève Chiappello, *Le Nouvel Esprit du capitalisme*, *op. cit.*

302. Cf. www.sita.fr/ip13/

303. Porté par le collectif « 3R » et l'association Zero Waste France, le plan « B'OM » tend à démontrer qu'il est possible d'envisager un delta de près de 200 000 tonnes de déchets produites par rapport aux prévisions du Syctom (http://www.planbom.org/).

304. *Id.*

305. Cf. le rapport annuel de Calrecycle (California Department of Resources Recycling and Recovery) : www.calrecycle.ca.gov. Les matériaux concernés sont, dans l'ordre d'importance des masses en jeu : les papiers et cartons, les métaux et les plastiques de natures diverses.

306. William McDonought et Michael Braungart, *Cradle to Cradle : créer et recycler à l'infini*, *op. cit.*, p. 195 *sq.* ; cité dans Christian Arnsperger et Dominique Bourg, « Vers une économie authentiquement circulaire. Réflexions sur les fondements d'un indicateur de circularité », art. cité, p. 100-101.

307. Fondation Ellen MacArthur, « Growth within : A circular economy vision for a competitive Europe », SUN, McKinsey & Co, 2015.

308. Christian Arnsperger et Dominique Bourg, « Vers une économie authentiquement circulaire. Réflexions sur les fondements d'un indicateur de circularité », *op. cit.*, p. 101.

309. *Ibid.*, p. 102.

310. Cf. Nicky Gregson *et al.*, « Interrogating the circular economy : The moral economy of resource recovery in the EU », *Economy and Society*, art. cité.

311. Stéphane Le Lay, « Le rôle des déchets dans l'histoire. Entretien avec François Jarrige et Thomas Le Roux », art. cité, p. 64.

312. Cf. notamment Matete Ntlibi et Cristina Trois, « Towards Zero Waste in emerging countries – A South African experience », *Waste Management*, vol. 28, n° 8, 2008, p. 1480-1492 ; ou, par exemple, l'initiative impulsée par Zero Waste Youth au Brésil, nommée « Lixo Zero » : http://juventudelixozero.org/

313. Daniel Hoornweg *et al.*, « Environment : Waste production must peak this century », *Nature News*, vol. 502, n° 7473, 31 octobre 2013, p. 615-617.

314. Cf. notamment Commissariat général au développement durable, « La face cachée des matières mobilisées par l'économie française », *Observation et statistiques environnement*, n° 177, octobre 2013.

315. Stéphane Le Lay, « Le rôle des déchets dans l'histoire. Entretien avec François Jarrige et Thomas Le Roux », *op. cit.*, p. 68.

316. Nicholas Georgescu-Roegen, *La Décroissance. Entropie, écologie, économie*, Paris, Sang de la Terre, [1979] 2006, p. 76. En thermodynamique, l'entropie peut être assimilée à une mesure approximative du désordre. L'expression « basse entropie » renvoie ici à ce que l'économie qualifierait de « matière première ».

317. Philippe Descola, *Par-delà nature et culture*, Paris, Gallimard, 2005.

318. Jean-Baptiste Fressoz, « La main invisible a-t-elle le pouce vert ? Les faux-semblants de "l'écologie industrielle" au XIXe siècle », art. cité, p. 327.

319. Voir, par exemple, les travaux de Louis-Vincent Thomas, *Mort et pouvoir*, Paris, Payot & Rivages, [1978] 2010, ou Philippe Ariès, *Essais sur l'histoire de la mort en Occident : du Moyen Âge à nos jours*, Paris, Seuil, 1975, ou encore Jean-Hugues Déchaux, « "L'intimisation" de la mort », *Ethnologie française*, 30 (1), janvier-mars 2000, p. 153-162.

320. Louis-Vincent Thomas, *Mort et pouvoir*, *op. cit.*, p. 81.

321. Cf. par exemple Laurent Alexandre, *La Mort de la mort. Comment la technomédecine va bouleverser l'humanité*, Paris, J.-C. Lattès, 2011.

322. De nombreux chercheurs se sont d'ores et déjà consacrés à une analyse fine et circonstanciée de ces mouvements sociaux protéiformes (cf. notamment Gabriel Dorthe, « Naissance permanente ou immortalité ? Essai de cadrage du transhumanisme », *Studia Philosophica*, vol. 70, 2011, p. 35-43 ; ou encore Marina Maestrutti, « Le désir d'immortalité : la nouvelle utopie technologique ? », *Technology Review*, n° 5, janvier-février 2008).

323. *Strategies for Engineered Negligible Senescence* : www.sens.org

324. Voir Philippe Bihouix, *L'Âge des low tech : vers une civilisation techniquement soutenable*, Paris, Seuil, 2014.

325. Voir Rob Hopkins, *Manuel de transition : de la dépendance au pétrole à la résilience locale*, Montréal, Écosociété, 2010, et *Ils changent le monde ! : 1001 initiatives de transition écologique*, Paris, Seuil, 2014 ; ou Luc Semal et Mathilde Szuba, « Villes en transition : imaginer des relocalisations en urgence », *Mouvements*, vol. 63, n° 3, 2010, p. 130-136.

326. Laurent Olivier, « Des vestiges », mémoire pour l'obtention de l'habilitation à diriger des recherches, Université Paris 1 Panthéon-Sorbonne, Paris, juin 2004, p. 243-244.

327. Philippe Bihouix, *L'Âge des low tech...*, *op. cit.*

328. Paul Valéry, *La Crise de l'esprit ; suivi de Note ou l'Européen*, Paris, Éditions Manucius, [1919] 2016.

329. Voir, notamment Johan Rockström *et al.*, « Planetary boundaries : Exploring the safe operating space for humanity », *Ecology and Society*, 14 (2) : 32, 2009 ; et également les fameux « graphes de la grande accélération », dans Will Steffen *et al.*, « The trajectory of the Anthropocene : The Great Acceleration », *The Anthropocene Review*, vol. 2, n° 1, 2015, p. 81-98.

330. Isabelle Stengers, *Au temps des catastrophes : résister à la barbarie qui vient*, Paris, La Découverte, 2008, p. 53-54.

331. Pablo Servigne et Raphaël Stevens, *Comment tout peut s'effondrer : petit manuel de collapsologie à l'usage des générations présentes*, Paris, Seuil, 2015.

332. Walter Benjamin, *Paris, capitale du XIXe siècle*. Paris, L'Herne, 2007. Ce passage doit largement aux travaux de Marc Berdet consacrés à sa lecture de l'œuvre de Walter Benjamin. Voir notamment Marc Berdet, *Le Chiffonnier de Paris. Walter Benjamin et les fantasmagories*, Paris, Vrin, 2015.

333. Marc Berdet, *Le Chiffonnier de Paris…, op. cit.*, p. 9.

334. *Ibid.*, p. 9-10.

335. *Ibid.*, p. 180.

336. Voir notamment les travaux du réseau « GAIA » (Global Alliance for Incinerator Alternative) : http://www.no-burn.org/

337. Voir, notamment, les actions du réseau mondial des récupérateurs, Global Alliance of Waste Pickers : http://globalrec.org, Jérémie Cavé, *La Ruée vers l'ordure : conflits dans les mines urbaines de déchets*, Rennes, Presses universitaires de Rennes, 2015, ou encore Bénédicte Florin, « Résister, s'adapter ou disparaître : la corporation des chiffonniers du Caire en question », *in* Delphine Corteel et Stéphane Le Lay, *Les Travailleurs des déchets, op. cit*, p. 69-91.

338. Serge Latouche, *Décoloniser l'imaginaire. La pensée créative contre l'économie de l'absurde*, Lyon, Parangon, 2003.

339. Anna L. Tsing. *The Mushroom at the End of the World : On the Possibility of Life in Capitalist Ruins*, Princeton, Princeton University Press, 2015, p. VIII.

340. Mary Douglas, *De la souillure…, op. cit.*, p. 175.

341. *Id.*

342. Jacques Berque, *L'Orient second*, Paris, Gallimard, 1970, p. 34.

343. *Ibid.*, p. 35.

344. Voir Jean-Baptiste Fressoz, *L'Apocalypse joyeuse. Une histoire du risque technologique, op. cit.*, et Christophe Bonneuil et Jean-Baptiste Fressoz, *L'Événement Anthropocène : la Terre, l'histoire et nous*, Paris, Seuil, « L'Univers historique », 2013, p. 61-112.

345. Cf. Alain Gras, *Fragilité de la puissance : se libérer de l'emprise technologique*, Paris, Fayard, 2003.

346. Christophe Bonneuil et Jean-Baptiste Fressoz, *L'Événement Anthropocène : la Terre, l'histoire et nous, op. cit.*, p. 270.

347. Voir à ce sujet Martin O'Brien, *A Crisis of Waste ? Understanding the Rubbish Society*, New York, Routledge, 2008.

348. Georges Balandier, *Le Désordre : éloge du mouvement*, Paris, Fayard, 1988, p. 217.

349. Voir à ce sujet Clive Hamilton, *Requiem pour l'espèce humaine. Faire face à la réalité du changement climatique*, Paris, Presses de Sciences Po, 2013.

350. Sebastian Grevsmühl, *La Terre vue d'en haut. L'invention de l'environnement global*, Paris, Seuil, « Anthropocène », 2014.

351. Clive Hamilton, *Les Apprentis sorciers du climat*, Paris, Seuil, « Anthropocène », 2013.

352. Jean-Marie Guyau, *Esquisse d'une morale sans obligation ni sanction*, *op. cit.*, p. 251-252.

353. Cf. Sophie Poirot-Delpech (dir.), *Des collectifs éphémères*, *Socio-anthropologie*, Paris, Publications de la Sorbonne, n° 33, 2016.

TABLE

Avant-propos 7

Introduction 13

L'Anthropocène est un *Poubellocène*, 13. – À nouvelle époque, nouvelle espèce ?, 16. – Une crise des déchets ?, 19. – Dis-moi ce que tu jettes et je te dirai qui tu es, 23.– Déchet et modernité, 26.

1. L'invention des déchets ou la normalisation de l'abandon 33

LE DÉCHET PRÉMODERNE

Villes de boues, 34. – Le règne de la pourriture : le déchet n'existe pas, 37. – La circulation permanente des rebuts, 39. – Travailleurs du déchet : professionnels ou rebuts ?, 43. – Vents contraires : victoire de l'hygiénisme, 46. – Une économie circulaire avant l'heure ?, 49.

LE DÉCHET MODERNE

Enfermements : « tout-à-l'égout » et « tout-au-trou » 55. – Accumulations : le calcul économique qui institutionnalise le modèle de la décharge, 63. – Temps de guerre et temps de paix : comment « jeter » est devenu un art de vivre..., 71.

Le déchet normalisé
ou la présence pathologique des déchets 74

2. La société du recyclage ou comment les déchets sont devenus un problème environnemental 79

Du local au global : le *verdissement stratégique* du déchet, 84. – *Waste management* ou le *business* de la gestion des déchets, 88. – Du « tournant environnemental » à la libéralisation de la gestion des déchets, 91. – 1990' : l'usager au service du *waste management* ?, 99. – La morale du « bien jeter » : ou comment faire d'un problème global une responsabilité individuelle, 103. – Du geste écologique à l'oubli de la technique, 106. – Éco-citoyen, par devoir, 108. – Le point aveugle de la politique des « petits gestes », 111. – Le déchet ou le cheval de Troie de l'environnementalisation du quotidien, 113.

« Bien jeter » pour « mieux » oublier 114

3. Un monde plastique ou la fabrique d'une éternité « prête-à-jeter » 119

Les plastiques ont colonisé la biosphère, 121. – Nettoyer la planète ?, 126. – Les plastiques, un matériau du futur (antérieur), 132. – Le plastique est-il jetable ?, 140. – Le plastique est-il (bio) dégradable ?, 148. – Le plastique est-il recyclable ?, 156.

Interdire les plastiques ? 162

4. Retour à la terre les nouveaux chiffonniers 169

L'amnésie autour du déchet organique, 171. – Lutter contre le gaspillage, 176. – Des nouveaux chiffonniers ?, 181. – Le lombricompostage ou l'éthique du ver de terre, 184. – Le gaspillage comme nouvelle corne d'abondance ?, 188. – Du potentiel subversif des restes ou la mise en désordre du monde, 195. – De quelques *potlatchs* faits de restes, 200.

Le déchet comme indice ? 203

5. Demain, zéro-déchet ? une critique des promesses de l'économie circulaire 207

Le minimalisme désencombré du zéro-déchet, 211. – Des villes zéro-déchet, 216. – Éco-conception et écologie industrielle, 222. – Promesses d'immortalité, 228. – De la maladie au symptôme, 233. – Le déchet comme matériau politique, 236.

Éloge de ce qui reste 241

Conclusion. De l'éco-citoyen aux chiffonniers 245

Les deux visages d'*Homo detritus*, 248. – Pas de dehors, que du dedans, 253.

Notes 257

DANS LA MÊME COLLECTION

L'Événement Anthropocène
La Terre, l'histoire et nous
Christophe Bonneuil, Jean-Baptiste Fressoz, 2013

Les Apprentis sorciers du climat
Raisons et déraisons de la géo-ingénierie
Clive Hamilton, 2013

Toxique planète
Le scandale invisible des maladies chroniques
André Cicolella, 2013

Nous sommes des révolutionnaires malgré nous
Textes pionniers de l'écologie politique
Bernard Charbonneau, Jacques Ellul, 2014

L'Âge des low tech
Vers une civilisation techniquement soutenable
Philippe Bihouix, 2014
Prix de la Fondation de l'écologie politique 2014

La Terre vue d'en haut
L'invention de l'environnement global
Sebastian Vincent Grevsmühl, 2014

Ils changent le monde !
1001 initiatives de transition écologique
Rob Hopkins, 2014

Nature en crise
Penser la biodiversité
Vincent Devictor, 2015

Comment tout peut s'effondrer
Petit manuel de collapsologie
à l'usage des générations présentes
Pablo Servigne, Raphaël Stevens, 2015

Crime climatique Stop !
L'appel de la société civile
Collectif, 2015

Sortons de l'âge des fossiles
Manifeste pour la transition
Maxime Combes, 2015

La Part inconstructible de la Terre
Critique du géo-constructivisme
Frédéric Neyrat, 2016

La Grande Adaptation
Climat, capitalisme et catastrophe
Romain Felli, 2016

Comment les économistes réchauffent la planète
Préface de Gaël Giraud
Antonin Pottier, 2016

Un nouveau droit pour la Terre
Pour en finir avec l'écocide
Valérie Cabanes, 2016

Une écosophie pour la vie
Introduction à l'écologie profonde
Arne Næss, 2017

Imprimé sur du papier blanchi sans chlore,
recyclé à 100 % pour l'intérieur et à 80 % pour la couverture.

RÉALISATION : NORD COMPO À VILLENEUVE-D'ASCQ
IMPRESSION : NORMANDIE ROTO S.A.S. À LONRAI
DÉPÔT LÉGAL : MAI 2017. N° 135260-2 (1702038)
IMPRIMÉ EN FRANCE